ASDに気づいてケアするCBT

ACAT実践ガイド

大島郁葉・桑原 斉

金剛出版

ACAT
Aware and Care for my Autistic Traits

本書の使い方

1 本書の目的・対象読者について

本書は，認知行動療法（以下，CBTと呼びます）を使った，自閉スペクトラム症（以下，ASDと呼びます）の人自身とその家族に対する，心理教育と適応行動の獲得を目指すプログラム（以下，ACATと呼びます）の実践ガイドです。本書の目的は，ACATを行う人（以下，セラピストと呼びます）が，ACATの理論背景を理解し，ACATの施行方法が身につき，実践できるようになることです。

対象読者は，ACATを実践しようとしている，もしくは，実践しようと考えている，思春期やおとなのASDの人に関わる医療職（医師や心理士）・支援者（療育や教育関係者）となります。また，もう少し考え方を広げて，ACATを実践しないけれど，ASDの特徴を知って理解を深めたいと考えている，ASDの人自身やそのご家族，小学校，中学校，高校，大学の教職員の先生方も，ASDの理解のために読んでくれたらうれしいです。

2 本書の構成

本書は3部構成になっています。

まず，第1部には，ACATの実践にはASDに対するある程度の知識が必要ですので，ASDに関する知識や介入の理論が書かれています。ここでは，ASDに対する概念の歴史，特徴，介入法までを網羅しています。こちらを読んでいただけると，ACATがASDに対する介入でどのような位置づけにあるのかを学べます。

第2部では，「ASDの特性」をどのようにCBTの枠組みで進めていくかという具体的手続きに加え，セラピストの基本姿勢について学べます。

第3部は，ACATの実際のテキストになります。こちらは本書以外にも，別途，金剛出版のホームページよりダウンロードすることが可能です（https://www.kongoshuppan.co.jp/book/b529081.html）。

なぜ，このような構成にしたかというと，**ACATはASDとは何かを知らないと実践できない**からです。ACATは認知行動モデルを利用した構造になっています。しかし，CBTの専門家がACATをすぐ施行できるかといえば，おそらく難しいかもしれません。そのため，第1部の「知識・理論編」を用意しました。とくに第1部第1章「ASDとは何か」は必ず読んでいただき，ASDの症状の背景にある「ASDの特性」に関する知識を身につけてから，施行に臨んでください。第2部では，CBTのセラピストの基本姿勢について書かれています。これも普段，CBTを使っていないセラピストにとっては，しっくりこない態度であったり，普段の臨床では行わないコミュニケーションの方法であったりするかもしれません。しかし，ACATを施行するにはCBTの基本姿勢やモデルが大事な構成要素となりますので，ぜひ身につけてください。

3 本書の使い方

本書は以下のようにさまざまな使い方があります。スタンダードなものから紹介します。

(1) ACATを施行したい専門家が，第1部から第3部まで順番に読む

第1部から本書を読んでいただくと，第1部で理論や知識が学べ，第2部で実践方法が学べ，第3部のテキストを使用することで，実践が可能となります。本書は，読者の方が「専門家」であることを前提にして学術用語を用いて，それに相当する知識量・CBTのスキルを提供していますので，中堅レベルの専門家においてもASDやCBTについての理解を深めることができると考えています。

(2) 第1部を教科書として活用する

第1部では，ASDについてのベーシックな知識や新しい知見が網羅されています。ACATやその他の臨床実践を行う予定のない人であっても，ASDの教科書として第1部を読み込んでいただくことができます。

(3) 第2部をASDの人への心理教育の教科書として活用する

第2部では，ASDに関わる実践家の方が，実際の臨床場面で，ASDの告知や，合理的配慮の説明などを行うときに，参考にしていただける事例がいくつかあります。これらの事例を活用していただくことが可能です。

(4) ASDの人や家族が，ASDの理解のために読む

これは一番可能性が低そうですが，ASDの人やその家族に，自分たちの自己理解のために本書を読んでいただくことです。もしそのような機会があり，本書がお役に立てるのであればうれしいです。

大島郁葉

謝　辞

本書の作成につきお世話になった方々へ，時系列順にお礼を申し上げます。まず，ACATのプロジェクトを一緒に開始してくれた，大阪大学の吉崎亜里香先生，山本知加先生，浜松医科大学の鈴木香苗先生，福島大学の高橋紀子先生に，深く感謝申し上げます。オンラインで夜な夜な話し合って，プログラムを練っていただきました。また，千葉大学の清水栄司先生，中川彰子先生には，ACATの臨床試験においてどんなに困った時でも，常に助けてもらい，そして常に励まし続けてもらいました。また，帝京大学の稲田尚子先生には，テキストの内容・構成について，有益なコメントを多数いただきました。千葉大学の同僚の浦尾悠子先生にもテキスト作成について，有益なヒントを多数いただきました。同じく大阪大学連合大学院千葉校の大学院生さんたちにもたくさんの協力をいただきました。共著者の浜松医科大学の桑原斉先生には，ACATの臨床試験から本書の分担執筆まで，多大なるご支援と強力なお力添えをいただきました。ACATの臨床試験に参加してくれた多くの患者さんからは，たくさんの示唆をいただきました。最後に，金剛出版の藤井裕二さんには，出版にあたりプロの視点からの様々なアドバイスやアレンジをしていただきました。

この場を借りて心から感謝申し上げます。本当にありがとうございました。

大島郁葉

目　次

第１部
知識・理論編

桑原 斉

目　次

はじめに

第1部ではACATを実施するうえで，知っていることが望ましい知識と，理解していることが望ましい理論的な背景について概説する。

ACATは心理教育プログラムであり，自閉スペクトラム症（Autism spectrum disorder : ASD）に関する知識をASD児・者に教育することを前提としている。したがってACATを実施する専門家は一定程度の知識を有したうえで，ASD児・者と接することにより心理教育の説得力が増すのではないかと考えられる。

ACATは，ASDに関する知見と認知行動療法（Cognitive behavioral therapy : CBT）に関する知見を組み合わせて構成されている。ACATの実施にあたって，その理論的背景を十分に理解していれば，定式通りに進まない事例でも，自ら考えて実施内容を調整できるのではないかと期待している。

第1部ですべてを語りつくすことは難しいが，最低限の知識・理論を列挙した。科学的に解明が進んでいることは少ないが，現在の知識・理論の限界点を知っていることも専門家の務めだと考える。

第1章
ASDとは何か

本章では，ASDがどのような精神疾患なのか整理を試みる。疾患概念，有病率，経過と予後について簡単に述べ，原因と病態について現在までにわかっている範囲で概説する。

1——疾患概念（その1）

ASDは，DSM-Ⅳまでは，社会的相互性の欠如，コミュニケーションの欠如，限定された反復的な行動様式（Restricted and repetitive behavior : RRB）の3つを特徴とする精神疾患と考えられていたが，社会的相互性の欠如とコミュニケーションの欠如を区別する根拠は乏しく（Frazier et al., 2008），DSM-5では社会的コミュニケーションの障害，RRBを2つの中核症状とする神経発達症と定義された。また，DSM-Ⅳで定義された下位分類についても区別する根拠は乏しいとされ（Lord et al., 2012），アスペルガー障害，特定不能の広汎性発達障害（Pervasive developmental disorder not otherwise specified : PDD-NOS），小児期崩壊性障害を含め，DSM-5ではASDと総称されている（Lai et al., 2014 ; Levy et al., 2009）。なお，Rett障害は原因遺伝子（MECP2）が明らかになりRett症候群として分類されている（Amir et al., 1999）。

2——有病率

ASDの認知度の向上と並行して，報告される有病率は上昇し，近年の比較的よくデザインされた研究では，1％前後の有病率が報告されることが多い（Baird et al., 2006 ; Christensen et al., 2016）。また，これらの有病率を調査した研究では，男女比は2～4：1程度と報告されることが多い。ASDの有病率の上昇が認知度の向上ですべて説明できるという確証はないが，同時に生物学的に有病率が上昇していると証明している研究もない。

3——経過と予後

社会的予後を調査した予後研究の多くは，ASDにおいて社会参加の乏しさ，雇用の機会の少なさ，精神疾患の罹患率の高さを示唆しており，また幼児期の言語機能が社会的予後と関連すると報告されている（Howlin et al., 2000）。その一方で，必ずしも予後は悪くないとする研究もある。研究のサンプルとしたASD，またアウトカムの評価法が一貫していないために，研究間の比較は困難であり，ASD一般において，予後を明確に示せる科学的な知見は現在までのところない。したがって，本人の要素，家庭の要素，社会環境の要素など，予後に影響を与える因子も明確ではない（Howlin et al., 2017）。

2000年代以降，ASDの診断および予後などの評価法がある程度標準化されてきており，さらにコホートとしてASDをフォローしている研究が複数実施されている。今後，いままでの研究では明らかにできなかった，ASD一般に関してある程度予後を予測できる知見が報告されるのではないかと考えられる。

4——原因

1943年にKannerが記載した当初は（Kanner et al., 1957），早発性の統合失調症か否かの議論がなされ，その後に育て方の問題で自閉的になってしまった子どもたちであるとする心因説が有力視されたりした。その後，てんかんの合併率が高いこと，知的障害を伴う症例が多いことが明らかとなり，1970年代以降は神経系の発達障害であるとする考え方が一般的になり，現在に至っている（Rutter, Greenfeld et al., 1967 ; Rutter & Lockyer, 1967）。

ASDに生物学的な基盤があることは強く支持されているが，他の多くの精神疾患同様，現時点ではASDの本態（ASDを特徴づける原因・病態）はわかっていない。

1 遺伝要因と環境要因

ASDの発症に遺伝要因が関与していることは双生児研究から確実視されている。つまり，ASDでは一卵性双生児の診断一致率が二卵性双生児よりも高く，その差異が遺伝子の寄与によるものだと考えられている。古典的な双生児研究の結果では，自閉症に遺伝要因が寄与する割合は，約80～90％と推定されていたが（Bailey et al., 1995），近年，標準的な診断基準を用いて実施されている双生児研究では，遺伝要因の寄与が従来の推定よりも大幅に低い38％，共有環境要因の寄与が58%とする研究（Hallmayer et al., 2011）が報告されている。その一方で，遺伝要因の影響は56～95%であり，共有環境要因の影響は乏しいとする研究（Colvert et al., 2015）も報告されており，遺伝要因が発症に影響する程度については結論が出ていない。いずれにせよ遺伝要因の関与は確実だが，遺伝要因のみでASDの原因を100%説明できるわけではなく，環境要因の影響も発症に関与していると考えられている。

2 遺伝子

ASDの原因遺伝子としては，これまで数百以上におよぶ遺伝子が候補としてあげられてきた。現在のところ比較的確かにわかっていることは，以下である。①脆弱X症候群，結節性硬化症，Rett症候群，Angelman症候群など原因遺伝子のわかっている一部の遺伝疾患で，ASD様の症状を呈することが多い。②比較的高頻度に存在する変異（Common variant : CV）は，ASDの原因の17～60%を説明するが，明確な原因遺伝子は同定されておらず，関連する遺伝子の数は1,000を超える。③ASDの10～25%は単一の変異で発症の原因となりうる稀な変異（Rare variant : RV）をもち，関連する遺伝子の数は400を超える。④neuroligins，NRXN1，SHANK3，CNTNAP2など神経細胞の結合に影響する遺伝子がASDの発症と関連しているが，神経細胞の結合を強める方向に働く異常と弱める方向に働く異常の双方が含まれる（Bourgeron, 2015 ; State et al., 2011）。

上記の遺伝学的事実が示唆するように，ASDは数百から数千程度の変異が関与する遺伝的に異種性（heterogeneity）の高い疾患であると想定されており，CVの集積により発症する場合も，単一のRVの強い影響で発症する場合も考えられ，双方が関与する場合もありうるようである。「ASDは個性か？　疾患か？」という問いがなされることは多い。CVはより個性に近いニュアンスであり，RVはより疾患に近いニュアンスだが，個人の水準で，ASDの発症にどちらがどの程度関与しているのか判別することは難しい。また，RRBについて，「細部にこだわるから，全体が見えないのか？　全体が見えないから細部にこだわるのか？」という疑問もあるが，神経細胞の結合の方向性を踏まえると，どちらの場合もありうるように思われる。

いずれにせよ何らかの神経生物学的な共通のパスウェイ（細胞接着など分子の水準から脳画像で捉えられる変化まで，これもおそらく複数ある）を経由して，ASDの症状を形成しているものと考えられる。このような遺伝的・神経生物学的な異種性を考えると，現在のASDの診断基準のみで対象者をカテゴライズすることの妥当性を検討する必要があるだろう。

たとえば，神経細胞の結合に関連する遺伝子の変異，16p11.2のコピー数変異（Copy number variation：CNV）というASDとの関連がほぼ確実視されている異常は，同じ遺伝子異常をもつ同胞でASDを発症しないことがある。したがって16p11.2のCNVは浸透率が100％の変異ではなく，ASD発症の原因領域なのか，リスク領域なのかはわかっていない。また，ASDと関連が報告されている多くのCNVは統合失調症，双極性障害，精神遅滞，トゥレット症候群，肥満・痩せなど，さまざまな疾患との関連が報告されている（Jacquemont et al., 2011；McCarthy et al., 2009；Sudhof, 2008）。このことから遺伝子異常と表現型としての精神疾患の対応が1対1ではないことが想定されており，ASDの病態の理解を複雑にするとともに，精神疾患全体の診断カテゴリーの妥当性にも疑問が呈されている。統合失調症，双極性障害，うつ病，ADHDとASDを対象にした全ゲノム関連解析（GWAS）の結果を統合した解析でも，共通の遺伝子変異が見出されており，遺伝子の精神疾患への多面的な影響（pleiotropy）が支持されている（Cross-Disorder Group of the Psychiatric Genomics, 2013）。

3 環境要因

脳のRNA解析（Voineagu et al., 2011）では，遺伝子の変異とASDの関連が報告されている神経関連遺伝子群と，ASDとの関連が報告されていない炎症関連遺伝子群のRNA発現異常が報告されている。前述した双生児研究の結果（Colvert et al., 2015；Hallmayer et al., 2011）も踏まえると，遺伝子の変異のみでASDの発症を説明することは困難なようであり，環境要因の探索も求められている。

環境要因のなかでは，出生時の父親の高い年齢が有力視されている（Reichenberg et al., 2006）。父親の高年齢とASD発症の関連が報告された当初は，父親の「ASDの特性」が婚期・挙児を遅らせている影響が交絡していると考えられていたが，父親の「ASDの特性」の影響を除外した研究でも，関連があることがわかっている（Hultman et al., 2011）。父親の年齢が高いことでASDの発症が増加する生物学的な機序は，高年齢に伴う生殖細胞の突然変異の増加によるものであると推測されていたが（Kong et al., 2012），population genetic modelを用いた解析では，突然変異の影響に疑義が呈されている（Gratten et al., 2016）。このように，父親の高年齢とASDの関連は，比較的確実な知見ではあるが，その生物学的な機序は未だ不明確である。

一方で，周産期障害について古くから研究が行われてきたが，研究手法の相違などの問題点があり，メタ解析を実施しても十分に一致した見解は得られていなかった（Gardener et al., 2009, 2011）。しかし，近年では妊娠高血圧腎症との関連（Walker et al., 2015）など，比較的確からしい事実が蓄積しつつある。周産期の薬物暴露については，近年，大規模なコホート研究，あるいは，バイアスを注意深く排除した症例対象研究により，バルプロ酸（Christensen et al., 2013），SSRI（Harrington et al., 2014）の暴露がASD発症のリスクであること，葉酸（Suren et al., 2013）が保護因子であることなどが明らかになってきている。
環境要因と遺伝子の相互作用はおそらく存在し，解析の工夫は提案されているが，未だ明確な相互作用は明らかになっていない。サンプル数の問題，異種性の問題あるいは，環境因子の測定の問題など解決すべき課題は多いが（Thomas, 2010），今後の進展が期待されている。

5――病態

原因と症状の中間で，ASDの生体で何が起きているか，その病態を解明するための研究は無数に実施されている。しかし，結論を先に述べると確実な病態はほとんどわかっていない。これは，原因の異種性，多面性を踏まえると，ASDという疾患単位で解析を行うことに限界があることを示唆していると思われる。本節では，死後脳，脳構造画像，脳機能画像，神経生化学，神経心理学という順番で病態について述べる。

1 死後脳

ASDの前頭葉では，死後脳研究で層構造の異常，皮質の肥厚，小円柱（ミニコラム）構造の異常が報告され，神経の系統的な発達における異常が示唆されている（Bailey et al., 1998 ; Casanova et al., 2002）。また，扁桃体では神経細胞のサイズ減少と密度の増加が観察されており（Kemper et al., 1998），小脳ではプルキンエ細胞の減少が報告されている（Bailey et al., 1998）。これらの知見は，後述する脳画像研究よりも直接的にASDの脳組織の水準での異常を示すが，サンプル数の少なさ，サンプルのコンディションの問題などがあり，研究方法の妥当性を確保することが困難である。

2 脳構造画像

1980年代の核磁気共鳴画像（Magnetic resonance imaging : MRI）技術の導入以降，ASDを対象とした脳画像研究が多数行われている。脳の形態に関しては，幼少期の全脳体積の増大が比較的再現性のある結果として報告されており（Hazlett et al., 2017 ; Nordahl et al., 2011），これはKannerの「頭の大きい子が多い」という記載に合致している（Kanner et al., 1957）。また脳梁体積の減少も比較的再現性があると考えられており，後述する機能的結合性の異常との関連が示唆されている（Frazier et al., 2009）。その一方で扁桃体，小脳半球，尾状核の増大なども報告されているが，結果の十分な一致は得られていない。これらの結果の多くは年齢依存的であり，発達による変化を考慮に入れる必要がある（Lai et al., 2014）。多くの脳画像研究は知的障害を伴わないASDを対象としたものであるが，知的障害を伴うASDを含んだ場合，IQを一致させた対照群を設定する際に病因・病態が統一されていない精神遅滞を含まざるをえなくなり，結果の解釈が困難になることが大きな理由である。その一方で知的障害もASDに内在する特徴の一部とみなし，あえてIQを一致させずに，精神遅滞を合併するASDと正常知能の健常者を比較した研究もある。こうした研究で見出された小脳虫部の低形成などの所見は，知的障害を伴わないASDのみを対象とした研究では認められないことがある（Stanfield et al., 2008）。

3 脳機能画像

機能的MRI（functional MRI：fMRI）あるいはポジトロン断層法（Positron emission tomography：PET）などを用いて，脳機能をある種の認知課題を課して検討する機能画像研究は，一定以上の知的能力を要求することが多い。したがってIQを一致させるという理由に加えて，課題施行能力の観点からも必然的に対象が知的障害を伴わないASDに限定される傾向がある。

社会的コミュニケーションの障害を検討する際に機能画像研究で比較的多く実施されているのが，他者の意図を理解すること（メンタライジングあるいは後述する「心の理論」）を認知賦活課題とした研究（Castelli et al., 2002）と，表情から感情を認識することを認知賦活課題（Baron-Cohen et al., 1999）とした研究である。またこれら2つの要素を統合して社会的判断を求める課題を用いた研究もある（Watanabe et al., 2014）。

このように，ASDにおける社会的コミュニケーションの障害に関する生物学的な背景が，脳機能画像研究によって徐々にではあるが明らかになってきている。現在までのところ責任部位として有望なのは，内側前頭前野，上側頭溝，扁桃体，紡錘状回であり，総称して「社会脳」ともいわれる（Pelphrey et al., 2011）。しかし，これらの知見も最近20年で得られたものであり，まだ確立したものではない。定型発達者でも社会性に関する脳機能画像研究は比較的新しい分野であり不明なことが多い。定型発達者での研究結果をASDの研究に生かしつつ，逆にASDの研究で得られた知見から，定型発達者の社会性に関わる機構が解明されることが望まれる。

ASDでは基礎的な情報の獲得は保たれ，その処理および統合に障害があることが，神経心理学的な研究で報告されている（Minshew et al., 1997）。このような，複雑な情報処理の異常所見は，1980年代から知られており，後述するようにFrithは全体よりも細部に着目してしまう認知傾向を「中枢性統合」の障害仮説としてまとめている（Happe & Frith, 2006）。このようなASDの，情報を統合して全体として捉えるのが苦手であるという認知傾向については，近年，機能画像研究によってその生物学的な背景が明らかにされてきている。

ASDを対象に行われたJust et al.（2004）によるfMRI研究は，脳部位間の賦活の時間変化の相関を算出することにより，機能的な結合性を評価した。この研究では文章理解課題を用いた検討の結果，前頭葉を中心とした複数の部位で脳部位間の結合性の低下が報告された（Just et al., 2004）。その後，結合性の低下は機能画像研究で同様の手法を用いて複数報告されている（Kana et al., 2006 ; Koshino et al., 2008）。これら一連の結合性の低下を報告した研究は，同時にASDでは健常者よりも課題処理中の視覚関連領域（頭頂－後頭葉）における賦活が大きいことも報告しており，臨床のうえで頻繁に応用されるASDの視覚優位性も一部説明することができている。これらの研究は脳梁の大きさと結合性の相関も報告しており，機能異常の背景にある構造的な障害にも示唆を与えている。

結合性に関するfMRI研究は，当初は認知課題を用いる研究が多かったが，何もしないときの脳の働き（デフォルトモードネットワーク）への注目が増加した2000年代中盤以降は，安静時の結合性を検証し，ASDにおける結合性の低下を報告する研究が増えている（Vissers et al., 2012）。さらに，脳内繊維連絡を画像化する拡散テンソル画像でも異常が報告されており，ASDにおける部位間結合性の低下を構造の水準でも支持している（Travers et al., 2012）。また，近年では高周波振動の測定など脳波測定技術の進歩により，脳波，脳磁図を用いてASDの結合性を検証した研究が増加しており（Uhlhaas et al., 2012），ASDにおける局所的結合性の増加と遠距離結合性の低下などの所見が報告されている。

部位間結合性の低下は，後述する「中枢性統合」の障害仮説を機能画像のレベルで証明している。また，「心の理論」の障害仮説などすでに提唱されているASDの病態仮説と矛盾するものではなく，もしかしたらASDの2つの中核症状（社会的コミュニケーションの障害とRRB）も包括的に説明することができるかもしれない。

4 神経生化学

神経生化学についての知見で古くから報告されているのは，ASDでは約3分の1の患者で，末梢血血小板中のセロトニン濃度が高いという知見である。セロトニンは早期の神経発達に関与することが知られているが，ASDの病因に与えている機能的な影響は明らかになっていない（Broek et al., 2014）。そのほか，ドーパミン，グルタミン酸，アセチルコリン，ノルエピネフリン，内因性オピオイドなどの神経伝達物質に関する知見も一定したものが得られていない（Lam et al., 2006）。

技術の進歩に伴い，近年では同一サンプルで大量の物質を同時測定することが可能になり，タンパク質を網羅的に測定するプロテオミクス（Schwarz et al., 2011）や，低分子代謝物を網羅的に測定するメタボロミクス（Kuwabara et al., 2013）を用いた研究が報告されている。これらのアプローチの利点は，物質の恣意的な選択による第一種過誤が生じにくいことであるが，統計的に多重比較の補正後にもASDとの関連が示せる物質を同定するためには多数のサンプルが必要になる。また，多くの研究は末梢血を対象に行われているが，中枢神経での異常を多数のサンプルで報告した研究はなく，病態を十分に説明することはできていない。

2000年代後半以降は，ASDの病因仮説・動物モデルにもとづく原因から結果に向かう（ボトムアップ）研究が増加している。このような研究には，興奮と抑制（Excitation and inhibition : E/I）バランスの異常への関与が疑われるGABA（Uhlhaas et al., 2012）や，愛着行動に関連するとされるオキシトシン（Yamasue et al., 2012）や，ASD罹患率の性差やASDで認められる男性的認知に関連する可能性が示唆されている性ホルモン（Baron-Cohen et al., 2011）などが含まれる。ほかにも近年では，免疫／炎症，酸化ストレス，ミトコンドリア，物質暴露に関連する研究が増加している（Rossignol et al., 2012）。これらボトムアップを志向する研究手法では，創薬をはじめとする新たな治療法の開発がゴールと考えられている。

5 神経心理学

ASDの認知機能障害を包括的に説明するための神経心理学モデルが，いくつか提案されてきた。最もよく知られたモデルが，1985年にBaron-Cohenによって提案された「心の理論」の障害仮説である。「心の理論」とは他人の考えを推測する能力であると定義されており，ASDではこの能力に障害があるとする仮説である。1990年代にASDにおける「心の理論」の研究は発展したが，「心の理論」は言語能力に規定されるものであり，コミュニケーションの障害に付随する障害であるにすぎないとする批判がある。また，健常者で「心の理論」が発達するとされる4歳以前の社会的コミュニケーションの障害を説明できないなどの限界がある（Baron-Cohen et al., 1985）。

1989年にFrithによって提唱された「中枢性統合」の障害仮説は，健常者では物事を部分よりも高次の全体として捉えようとするが，ASD者ではこの機能に障害があるとするモデルである。そのためにASD者は対人関係のなかで文脈を読むことができずにいるのだと説明されている。この仮説を直接支持する研究報告は乏しかったが，近年は脳部位間の結合性異常に関する報告が増加しており，「中枢性統合」の障害仮説に関する注目が再度高まっている（Happe & Frith, 2006）。

現在，過不足なく自閉症の障害を説明できる包括的な神経心理学モデルはない。しかし，30年以上前に提唱されたモデルであるにもかかわらず，これら2つの神経心理学モデルは現在もASDの神経心理学研究の底流にあり，これらのモデルで蓄えられた知見が，脳機能画像を主とした生物学的方法との組み合わせでASDの生物学的な基盤解明に役立てられている。ASDの症状は，DSM-5で社会的コミュニケーションの障害とRRBに整理されたが，これは「心の理論」と「中枢性統合」の障害に整理されたとも考えられる。今後の課題は，片方の理論がもう片方の理論を説明できるか検証することであろう。あるいは“独立した”2つの障害だとしたら，共通の生物学的基盤が想定されるが，その生物学的基盤を検証することが課題となる。

6——疾患概念（その2）

ASDは，1940年代に見出されて以来，長らく自閉症と呼ばれ，1990年代以前は有病率が1,000人に1人以下の稀な精神疾患だと考えられていた。知的障害を伴わないASD（アスペルガー症候群）が疾患概念に加わった1990年代以降，有病率が100人に1人以上の一般的な精神疾患だと考えられるようになった。

ASDが有病率の高い疾患だと認識されるようになった1990年代以降，20年以上にわたり，ここまでに述べたように，世界中で膨大な研究費を投入し，その原因・病態を明らかにする試みがなされてきたが，Rett症候群の単離以外に原因・病態を明らかにしたと言える研究成果はない。

ASDは，2020年現在，行動の異常（症状）の組み合わせで操作的に定義した精神疾患（mental disorder）であり，原因・病態・症状で生物学的に定義される脳疾患（brain disease）としての実態は明らかになっていない。ASDの脳機能に生物学的な異常（原因・病態）があることは強く支持されているが，単一の異常でASDのすべてを説明できる可能性は，かなり低い（Happe et al., 2006）。

このように，ASDとは未だに不確かな概念である。それでも，ASDという概念にもとづいて積み上げられた知見は膨大であり，ASD以上に妥当性のある概念は見出されていない。また，少なくともASDという概念は，臨床評価（第2章「ASDの臨床評価」），介入（第3章「ASDの介入」）を行うためのインデックスとして有用であり，限界はあるが確実に存在意義のある概念だと考えられる。

第2章 ASDの臨床評価

ASDの診断の有無のみでは介入戦略を決定することは難しい。そこで，ASDの診断を含むさまざまな要素を踏まえた包括的評価にもとづいて介入戦略を決定する。したがってASDの臨床評価には包括的評価を行うことが必要だが，包括的評価に十分なコンセンサスのある方法はない。本書では便宜的に，精神疾患の診断にはDSM-5を用い，他の要素は世界保健機構による障害に関する分類法である，国際生活機能分類（International classification of functioning, disability, and health : ICF）に沿って，臨床評価・介入が必要な要素を整理する（図❶)。

ICFの図式では，健康状態（disorderあるいはdisease)，心身機能（body functions and structures)，活動能力（activity)，社会参加（participation)，環境因子，個人因子を構成要素としている。ある特定の領域における個人の生活機能（心身機能，活動能力，社会参加）は，健康状態と背景因子（環境因子と個人因子）との相互作用あるいは複合的な関係とみなされる。ICFの定義では，身体，個人，社会の3つの視点からそれぞれ，機能障害（impairment)，活動能力の制限（activity limitation)，社会参加の制約（participation restriction）を総称して生活機能の障害（disability）としている［注1］。

1―――健康状態の評価

健康状態の異常は変調（disorder）あるいは疾患（disease）で評価される。ASDはDSM-5の訳語では精神疾患（mental disorder）だが，ICFの訳語では変調（disorder）と記述される。健康状態は基本的には医学的な臨床診断にあたるので，国内では原則，医師の判断が必要になる。ここでは，ASDの診断，併存する精神疾患の診断，身体疾患の診断について，それぞれ述べる。

［注1］心身機能の邦訳は正式には心身機能・身体構造だが，本書では身体構造を取り扱うことはないので，心身機能としている。また，活動能力，社会参加の邦訳は正式には，活動，参加だが，本書では，臨床評価・介入にあたってターゲットを明確にイメージするために，活動能力，社会参加という用語を用いている。

なお，発達障害は法律用語であり，概念としては障害（disability）を意識しているようだが，その定義はASD，ADHDなど，ほとんど精神疾患（mental disorder）で定義され，学習障害（learning disability）のみ障害で定義されている。ASD児・者は自動的に法律用語の発達障害の定義を満たす。

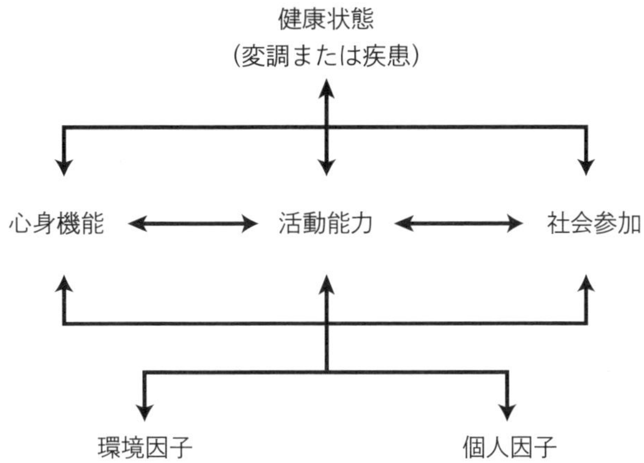

図❶　ICFの構成要素

1 ASDの診断

ASDの臨床診断にはDSM-5を用いる。ASDの本態は未だに不明であり，原因・病態からASDの診断を行うことはできない。現代のASDという概念はDSM-5によって暫定的に規定されたものであり，DSM-5を考慮せずにASDの診断を行う場合，その根拠が問われる。

ASDの症状は，A項目，社会的コミュニケーションの障害（相互性，非言語的コミュニケーション，対人関係）の3つの症状すべてを満たすことと，B項目，RRB（常同行為，強迫思考，興味の限定，感覚過敏）のうち2つの症状を満たすことで，規定される。

DSM-5を用いた診断にあたって注意が必要な点は，D項目の評価である。ASDの症状があるために生活機能の障害をきたしていると，包括的な情報をもとに判断することで，初めてASDと診断することができる。また，C項目では，発達早期の症状の存在を求めるが，成人期の初診の場合など，発達早期の情報が不足・欠如しているときには，発達早期の良好な社会的コミュニケーションの発達が確認できなければ，C項目の充足が許容される。さらに，E項目では，社会的コミュニケーションが知能を含めた全般的な発達の水準から期待されるものより下回っていることが求められる。

これら，C，D，E項目の評価により過剰な診断を抑制することで，A項目，社会的コミュニケーションの障害（相互性，非言語的コミュニケーション，対人関係）とB項目，RRB（常同行為，強迫思考，興味の限定，感覚過敏）に含まれる7つの症状について，DSM-5の文意が許す範囲で広く解釈することが許容されるであろう。

症状項目（A，B）とC項目，E項目を満たすが，ASD症状に起因する生活機能の障害（D）がない場合は，autism spectrum without disorder（ASWD）と捉えることができる（本田，2013）。ただし，ASWDの臨床的な取り扱いに関してのコンセンサスはなく，本人・家族など関係者，医師など専門職の裁量に任せられる。

ASD診断のツールとして，ゴールド・スタンダードだと考えられているのが，Autism diagnostic interview-revised（ADI-R）(Lecavalier et al., 2006）とAutism diagnostic observation schedule（ADOS）（Lord et al., 2000）である。ADI-Rは両親・養育者への面接で実施され，ADOSは本人を対象とした半構造化面接である。ADI-Rは主に過去の特性から診断の判定をし，ADOSは現在の特性で判定を行い，それぞれが相補的な関係にあるといえる。ADI-RとADOSは研究の領域でも幅広く用いられ，ADI-RあるいはADOSを用いていない研究はエビデンスの水準が一段低いものとされる（McPheeters et al., 2011）。

ADI-R，ADOSはきわめて有用なツールではあるが，これらのカットオフ値のみで診断するだけでは不十分であり，発達歴，生活歴，現病歴，家族歴など包括的な情報を把握したうえで，最終的な臨床診断を決定する必要がある。また，ADOS，ADI-Rの実施には所定の研修の受講が必要になるため，ルーティンで実施できる施設は限定される。

なお，感覚の異常については，ADI-R，ADOSが開発された頃は，ASDの診断基準に含まれていなかったため，より詳細な評価が必要と考えられるときには，感覚の異常に特化した臨床評価尺度の利用を検討する。標準化された尺度では，感覚プロフィールが最も多く研究で利用されており，日本版も標準化されているので推奨できる（Ben-Sasson et al., 2019 ; Kientz et al., 1997）。

「ASDの特性」は一様ではなく，個々人によって重症度は異なり，DSM-5では，社会的コミュニケーションの欠如，RRB，それぞれに重症度が設定されている。その一方で，対人関係のあり方は古くから孤立群，受動群，「積極・奇異」群に大別されると考えられているが（Wing, 1979），生物学的な異同は明らかではなく，DSM-5の基準には記載がない。

ASDの早期発見は，施策として強く望まれることが多いが，一般人口を対象としたASDのスクリーニングについては，予後に与える明確な利益も不利益も見出されていない（McPheeters et al., 2016）。したがって，ASDの早期発見を意図したスクリーニングを実施する場合には，予後に与える利益を明確にし，適切な支援を実施すべきだろう。

脳画像研究や神経生化学研究でASD特有の異常所見が数多く報告されているが，臨床に応用できるほどに確立した所見は明らかになっていない。また，ASDは遺伝要因が原因に深く関与していると考えられているが，特定の遺伝子疾患を伴わないASDでは，一般臨床に役立つ異常所見は見出されていない。脳画像検査・血液検査・遺伝子検査など生物学的所見によるASDの診断・症状評価・

予後予測が可能になることが強く期待されるが，欧米のガイドラインはいずれも生物学的検査のルーティンな施行には否定的であり（Baird et al., 2011 ; Johnson et al., 2007），現時点での過大評価は慎みたい。

2 併存する精神疾患の診断

ASDは，不安症（43～84％），うつ病（2～30％），強迫症（37％），注意・欠如多動症（Attention deficit hyperactivity disorder : ADHD）（59％），チック症（8～10％），睡眠障害（52～73％）を併存する頻度が高い。また，易刺激性（irritability：攻撃行動，興奮性などの非特異的な異常行動）など，その他の精神症状・異常行動（8～34％）も多くみられ，能動的な診断・評価を要する（Levy et al., 2009）。精神疾患の診断にはDSM-5を用いることが多いが，後述する薬物療法とも関連する易刺激性は，DSM-5では疾患単位として記載されてはいない。また，DSMは基本的に病因論を排して構成されているので，内因性の病態か心因性の病態（二次障害）かは判別が難しい。したがって，介入戦略を策定するうえでは，併存する精神症状・精神疾患の同定に加えて心因となる内的な葛藤，外的なストレスの探索も同時に実施することが必須である。

併存するADHDの診断もASDと同様に，DSM-5を用いて行うのが一般的である。診断にあたって，DSM-5の18の症状項目（不注意9項目，多動性－衝動性9項目）に対応した症状評価尺度である，ADHD評価スケール（ADHD rating scale : ADHD-RS）を補助的に用いることができる。ADHD-RSは，薬物療法の効果測定にも広く用いられており，簡易に実施できることが利点である（Storebo et al., 2015）。その一方で，専門家ではない養育者，教員が質問紙の回答者になるので，評価している行動特徴がADHD由来なのか，ASD由来なのか判別が難しい。したがって，ADHD診断の補助ツールとして用いるときには，別途診察で1つひとつの症状の具体例を確認し，ADHD以外の理由では説明がつきにくいことを確認することが肝要である。

3 併存する身体疾患の診断

一般身体疾患の評価について最低限の問診・身体診察が必要である。けいれん・てんかん（5～49％），消化器症状（8～59％）の合併がASDでは多いことが知られており（Levy et al., 2009），出現する可能性は踏まえておいたほうがよいが，全症例に脳波検査，消化器関連の検査を実施する必要はない（Myers et al., 2007）。また，合併する身体疾患およびその治療経過は薬物療法の選択にも影響を及ぼすので，把握していることが必要である。なお，米国小児科学会のガイドライン（Myers et al., 2007）では聴力検査を推奨しているが，日本では施設によって実施状況が異なっており，検討が必要だろう。

脆弱X症候群，結節性硬化症，Rett症候群など，原因遺伝子がある程度わかっている遺伝子疾患ではASDが認められることが多いが，特性は微妙に典型例と異なっていると考えられている（Abrahams et al., 2008 ; Moss et al., 2009)。遺伝子診断でこれらの疾患を同定することは一部可能であるが，臨床的に疑わしい兆候がないケースでも積極的に検査を行うことを推奨するに足る利益は，現在見出されていない。

2 —— 心身機能の評価

次に，精神機能の測定について主に述べ，その他の心身機能の測定について簡単に述べる。

1 精神機能の測定

精神機能は脳の生物学的機能だが，その全貌は未だに不明である。米国では研究を目的として，心理的機能を網羅的に評価するための研究領域基準（Research domain criteria : RDoC）の整備が進められている。しかし，未だ完成には至っておらず，臨床評価に利用できる段階にはない。

現在の臨床評価では精神機能（脳機能）を直接測定することは不可能である。一部の精神機能は標準化された検査で測定が可能だが，実際に測定しているのは行動課題（活動能力）の成績であり，測定結果は厳密には精神機能の推測である。ここでは，標準化された検査で測定が可能であり，介入戦略に影響を及ぼす精神機能とASDの精神機能との関連が示唆されている神経心理学的異常について述べる。

知的機能の評価は必須である。知的機能ですべてが決定されるわけではないが，介入の具体的内容は知的機能によって異なり，適切な介入戦略を選ぶための情報として重要である。Wechsler intelligence scale for children（WISC)，Wechsler adult intelligence scale（WAIS)，あるいは田中ビネー検査，K式発達検査が知能テストとして用いられることが多い。5歳以上であれば，WISCあるいはWAISを実施したほうが，知的機能の偏りを定量的に評価できるので対応に生かせる情報が多い。精神年齢が5歳を下回っていることが予想されるときには，田中ビネー検査あるいはK式発達検査を実施することが多い。知的機能および適応機能（活動能力・社会参加）に応じて，知的能力障害（Intellectual disability : ID）の併存診断を行う。ASDに関してWISC・WAISの認知プロファイルは数多く研究されてきたが（Mayes et al., 2003 ; Oliveras-Rentas et al.,

2012；Velikonja et al., 2019)，未だにASDに固有のプロファイルは明確になっていない。したがって，WISC・WAISを診断の補助に用いることはできるが，知能テストの結果をもとに積極的にASDだと診断することはできない。

前章で述べたように，ASDの神経心理学モデルでは「心の理論」と「中枢性統合」の障害モデルが最も広く受け入れられているが，いずれも標準化された臨床検査は開発されておらず，臨床評価に直接利用することはできない。その一方で，ASDと診断されていれば，「心の理論」あるいは「中枢性統合」の障害があると想定して，診療に生かすことはできるであろう。

またASDに固有の異常とは考えられていないが，「実行機能」の障害（Ozonoff et al., 1994）や「自己の感情認知」の障害（アレキシサイミア）（Kinnaird et al., 2019）もASDでは頻度が高いと報告されており，これらの神経心理学モデルを想定することもできる。同様に，ADHDが併存していれば「報酬系」「実行機能」「時間処理機能」の障害（Marx et al., 2017）があると想定することもできる。

なお，RDoCでは「アタッチメント」は「社会的コミュニケーション」と同じ社会的処理システム機能に含まれており，ASDの治療薬候補であるオキシトシンと密接に関連している。このようなことから，「アタッチメント」はASDと関連がある精神機能と考えられているが，その一方で，虐待が関係している事例では，「アタッチメント」の障害とASDの鑑別が必要な場合もある。実際には「アタッチメント」と「社会的コミュニケーション」を正確に判別することは難しく，RRBを伴う場合にはASDの診断が優先される。虐待経験を理由に「アタッチメント」の障害を過大に評価し，ASDの評価が不十分なまま，短絡的に反応性愛着障害と誤診される事例も少なくないが，ASDと診断される機会を逃すことで，子どもが失う利益を忘れてはいけない。

2 その他の心身機能の測定

ASD児・者では，おそらく協調運動機能に障害がある比率が高く，DSM-5でも併存疾患として，発達性協調運動症が例示されている。要は，不器用ということになるが，これを単なる不器用とするか，介入対象とするか，本人・家族に選択の機会があることが望ましい。

3——活動能力の評価

活動能力は社会参加と比べて個人的なニュアンスが強い。セルフケア，移動・運動，コミュニケーション，課題遂行，学習という5つの活動能力を評価し，困難が生じていないかを確認する。

セルフケアの自立の程度，移動・運動の能力は，幼児期あるいは学童期以降でもIDを伴う場合は臨床評価・介入の優先事項になる。ASDでは，コミュニケーション，課題遂行の困難が必発であり，これらに困難がなければ，ASDと診断する必要がない。

ASDの診断のみでは，原則，読み，書き，算数など学習の困難は生じないが，学校教育のなかで，一定程度のコミュニケーション能力，課題遂行能力を求められると，学業成績が本人の学習能力よりも低く評価されることがあり，最終的に学校，職場で社会参加の困難（留年，退学）が生じることもある。

4――社会参加の評価

社会参加は活動能力と比べて社会的なニュアンスが強い。社会参加には，さまざまな精神機能，活動能力が必要になり，社会適応（ICFでは実行状況という用語を用いる）は環境因子に大きく影響される。本書では，社会参加の不適応状態を「社会的不適応」と呼ぶ。ここでは，家庭生活，対人関係，学校生活・職業生活，余暇という4つの領域について概説する。

家庭生活の適応状態については，具体的な日課を確認することで評価ができる。ASD児・者では，「不登校」や「ひきこもり」の状態で社会参加の機会が家庭以外に得られていない場合には，家庭で実行できる，生産的な活動（自宅学習，家事など）を同定することが望ましい。

対人関係については，選択的な対人関係（友人・恋人など）を評価する。一定のコミュニケーション能力があり，家庭生活・学業・就業には困難がなくても，ASD児・者では選択的な対人関係の成立に困難が生じていることが多い。その一方で，コミュニケーション能力が低く，学業・就業に困難があっても，低いコミュニケーション能力を許容できる選択的な対人関係があれば，そのなかでは困難を生じずに対人関係を維持できることもある。

学校生活・職業生活については最低限，欠席・欠勤，遅刻・早退，進級・雇用の継続を評価する。学業成績・職務成績（昇進・昇給）は相対的だが，同級生，同期生と比較して極端に下回る場合には，適応が不十分とみなして介入の対象とすることもある。また，適応が不十分と評価した場合には，必ず環境因子の精査に進む。

余暇は軽視されがちだが，ICFでは社会参加の領域の一要素として明確に位置づけられている。ASD児・者の場合，RRBにもとづき趣味の内容が偏っていることが多く，本人・周囲ともにそのことを否定的に捉えがちだが，家庭生活，対人関係，学校生活・職業生活の適応を低下させるか，身体的な危険や経済的な問題がない場合には，本人の好む趣味を尊重したほうがストレスは少なく，自己肯定感，自己効力感は維持しやすいように思われる。

知的機能，ASDの中核症状の重症度など複数の要因によって，社会参加に際しての適切な環境は異なるように思えるが，個々のASD児・者に対して望ましい環境を明示できるエビデンスは乏しい。そのため，実際の診療では本人の考えを尊重し，周囲と相談しながら，手探りでゴールを設定していくことが多い。

活動能力，社会参加について，コミュニケーション，日常生活スキル，社会性，運動スキルという4つの領域に分類し定量化できる臨床評価尺度が，ヴァインランド適応行動尺度（Vineland adaptive behavior scales : VABS）である。これは養育者への半構造化面接をもとに専門家が評定するもので，国外・国内で標準化されており，ASDの臨床評価にもしばしば用いられる（Sparrow et al., 1985)。また，ICFに準拠したWHO障害評価面接基準（WHO disability assessment schedule : WHODAS2.0）は，活動能力・社会参加に関する自記式の質問紙であり，簡便なスクリーニング評価として用いることもできる（Konecky et al., 2014)。VABSもWHODAS2.0も定量化することで，客観的な指標になり有用だが，個別の状況の質的な評価を欠くと，実際に介入が必要な標的を同定できないことがあり，臨床評価尺度のみで介入戦略を検討することは難しい。

5——環境因子の評価

背景となる環境因子の評価は，介入戦略を検討するうえで重要な情報である。環境因子は多様性が大きく，個別の状況に応じて定性的・質的に評価する必要があり，臨床評価尺度での評価は馴染みにくいかもしれない。

ASDに併存する精神疾患は，環境因子に対するストレスが誘因になる（いわゆる二次障害）可能性があり，精神疾患が併存する場合，ストレスを感じる環境因子を推測する必要がある。

環境因子には，物的環境，人的環境，制度，自然環境などその他の環境因子，周囲の態度が含まれる。これらの環境因子はICFで5つの要素に分類されているが，臨床的に意義があれば，分類されていない要素でも診療で考慮することは，許容されるだろう。コミュニケーションと課題遂行が必要とされる社会参加の環境は，定型発達児・者にとっては中立的な環境でも，ASD児・者にとっては阻害的な環境になりうる。

家族は家庭生活の適応に影響する人的環境として重要であり，家族構成を確認し，家族がASDを踏まえた配慮を家庭で実施しているか評価する。また，家族内で，支援（臨床評価・介入）のキーパーソンを同定し，家庭生活以外でも本人の支援プランを調整できるか評価しておく。

ASDの家族にASDをもつ者，あるいは精神疾患に罹患している者が多いことが知られている（Piven et al., 1997, 1999）。家族に関する情報を把握することで，家族への説明をASDに親和的な方法に調節することができる。また，家族の精神疾患の治療を優先するなどの対応を検討できる。家族もASDであるために，キーパーソンの役割を果たせないことがある。このような場合には家族外で支援プランを調整する役割をもつ，キーワーカーを明確にすることが必要になる（Crowe et al., 2015）。児童発達支援事業施設・スクールカウンセラー・教育相談・相談支援事業所（委託相談）・就労支援関連など，専門家が常駐する窓口がキーワーカーの候補になる。不在の場合にはキーワーカーの設定から介入戦略を始めることが多い。

また，学校・職場の適応に影響する環境因子を評価する必要があるが，学校環境・職場環境に関する情報については，ASDの症状ゆえに本人からの情報は客観性が十分でない場合があり，学校・職場に直接連絡をして情報を把握することが必要になることもある。学校環境，職場環境については，教員，同級生，上司，同僚など人的環境の評価を行い，支援者を把握しておく。また，授業・試験内容，職務内容，学校の種別，学校の偏差値，事業所の規模，本人の地位など，制度的環境について確認しておく。さらに，学校・職場の場所，騒々しい環境かどうか，教室や仕事のデスクが1人になりにくい構造かどうかなど，物理的環境も評価する。これらの要素がASDの症状を踏まえて適切かどうか本人・家族と相談し，場合によっては，環境の調整（配慮）を検討する。また，その時点で所属している学校・会社がそもそも本人に不適切ならば，環境の変更を検討する。また，すでに環境の調整（配慮）により，学校・職場での適応が維持されている場合に，本人の活動能力を過大評価してしまうことがある。そのため，適応は十分だったとしても，環境の調整（配慮）の有無・内容を把握しておく必要がある。さらに，ASD児・者ではRRBのため，環境が変わった後に適応の困難が生じることが多いので，新年度など，学校・職場の環境に変化があると事前にわかっている場合には，新しい担任や上司とあらかじめ面談するなど，可能な範囲で対応を検討しておくと安心だろう。

対人関係，余暇の領域でも環境因子の評価は行うが，第3章「ASDの介入」で述べるように，その対応は難しい。

周囲の態度は重要な環境因子だと思われる。物事が上手くいくときには，周囲の態度はポジティブであることが多く，周囲の態度がネガティブなときは，残念ながらさまざまな介入の努力が十分効果を発揮しないように思われる。

6——— 個人因子の評価

個人因子とは，個人の人生や生活の特別な背景であり，年齢，性別をはじめ，さまざまな特徴が含まれるが，ICFには明確な分類がない。年齢，性別を踏まえてその他の要素を評価する必要があることはたしかだが，ここでは，ASDと関連して重要だと考えられる心理的資質について述べる。

心理的資質は精神機能との異同を特定するのが難しい。本書では，現在の科学では精神機能（脳機能）の分類として説明することが難しい心理学的概念を，便宜的に心理的資質に分類する。心理的資質の評価には，ミネソタ多面人格目録（MMPI）やロールシャッハテストが利用されることもあるが，ASDに適用した場合の解釈，介入戦略に及ぼす影響についてコンセンサスはなく，ASDの診療では標準的な検査と考えられていない。したがって，心理的資質の評価は推測を交えた定性的・質的な評価が中心になる。なお，心理的資質は低年齢あるいは知能が低い場合には，正確に把握することが困難なことが少なくない。

ここでは，ASDの診療に関係していると思われる自己に関係する心理的資質の例を提示する。アイデンティティ（自己同一性）の定義は多様かつ複雑で，科学的な研究も乏しく，ASDの診療に必要な概念だと確信できる科学的な根拠はない。しかし，ASD児・者の診療では，アイデンティティの概念を適用することで説明がつく問題にしばしば遭遇するので，一定の意義があると思われる。本書では，アイデンティティの概念を世界に広めたとされる，E.H. Eriksonにおおむね倣い，思春期以降のアイデンティティの確立は「幼・児童期に経験してきた変化する多様な自己像」と「若者たちに対して選択とコミットメントのために提供されるさまざまな役割機会」との調和と考える。また，自己像はおおむね自己評価（self assessment：自分が評価している自分の能力）と同義に捉え，役割機会はおおむね他者が期待する社会での役割（頼りになるリーダー，勉強（仕事）のできる人，スポーツ万能，絵の才能に秀でている，美男・美女，何もできないけれどいい人，空気のような存在など）と捉える。

ASD児・者では社会的コミュニケーションの障害のため，周囲の人が期待する自分に見合った役割を認識できず，自己評価とずれが生じることがある。その場合，提供された役割機会と自己像が調和することはなく，アイデンティティが拡散する。また，過去の経験には否定的なものも肯定的なものも含まれるが，ASDでは，虐待，いじめの経験など否定的な経験が多いとされる（Brenner et al., 2017；Hebron et al., 2017）。結果として慢性的に自己評価が低く，アイデンティティが拡散している事例が少なくないように思われる。

また，自己像については，RRBのため偏った価値観に拘泥し，あるべき自己像を不当に高く設定し，現実の自己像との解離が生じ，自己肯定感（self esteem：自分を信じていること）の低下をきたすことがある。その一方で，シンプルにASDに起因する失敗体験の積み重ねにより，自己効力感（self efficacy：ある目標を達成する能力があるという認知）が低下することもあるだろう。

いずれの場合も心理的な葛藤が生じると考えられ，葛藤に起因して精神疾患が続発する場合もありうる。このような葛藤は，もちろん定型発達児・者でも生じるが，先に述べたように考えられるリスクが多く，ASD児・者により高頻度・高強度で生じていてもおかしくないと思われる。本書では，葛藤が生じている状態を，社会的不適応と対比して，「心理的不適応」と呼ぶ。

ASD診断に対するスティグマは，これら自己に関係する心理的資質に強く影響すると思われるが，第4章「ACATとは何か」で詳述する。

第3章
ASDの介入

本章では，第2章「ASDの臨床評価」で述べた各要素について評価・整理し，必要な介入法を組み合わせて介入戦略を検討する。1つの介入法が複数の要素に影響を及ぼすこともあるし，また，1つの要素に複数の介入法が必要になることもある。

1 —— 疾患の治療

ここでは健康状態の異常，つまり（変調あるいは）疾患があるときに必要な介入法について，ASDの治療，併存する精神疾患の治療，併存する身体疾患の治療，という順で述べる。

[1] ASDの治療

社会的コミュニケーションの障害を主たる標的とした介入法として近年主流になっているのが，発達・関係論的介入法（Developmental relationship based intervention）である。発達・関係論的介入法は，自発性・他者との関係性を重視する。複合的なプログラムとして，発達，関係性を志向した技法に，後述する応用行動分析（Applied behavioral analysis : ABA）を統合したデンバーモデルがよく知られている（Rogers et al., 2006）。デンバーモデルは，体系化された発達理論／段階にもとづいて課題が構成されており，体系的な発達理論／段階に応じた里程標（mile stone）をもって，介入にあたることができる。特に早期介入を意図したEarly start denver model（ESDM）は，3歳以前の介入に関してランダム化比較試験（Randomized controlled trial : RCT）で診断の軽症化（DSM-Ⅳの自閉性障害が減少しPDD-NOSが増加する）（Dawson et al., 2010）と，6歳前後でのADOS評価点の改善が実証されており（Estes et al., 2015），早期介入に有用なプログラムとして期待されている。しかし，ESDMのRCTでは2年間にわたって週に20時間程度，専門家による介入を実施しており，コストが大きすぎるため，標準的なプログラムとして実施することは難しいと考えられている。そこで，内容を簡便にし，親が子を教育できるように親自身を教育する方法（ペアレント・トレーニング）でESDMを実施したが，効果は実証されなかった（Rogers et al., 2012)。現在，実施にあたっての実現可能性がESDMの最大の課題だと考えられている。

課題内容は関係論的介入法を基礎にしつつ，子どもへの教育の実施は親を媒介とする，Parent-mediated communication-focused treatment in children with autism（PACT）は，2〜4歳時の実施で，フォローアップ後（10歳頃）のADOSのトータルの重症度評価（comparative severity score）を主要評価項目としたところ，ASDの中核症状の改善をRCTで実証できている（Pickles et al., 2016)。PACTは1回2時間，2週に1回，12回のセッションと月1回半年間のフォローアップセッションで構成されており（Green et al., 2010)，実現可能性を踏まえると，普及が強く期待される介入法だと考えられる。

音楽療法は，ASDの治療効果があると期待されていたが，少なくとも社会的コミュニケーションの改善に関しては，よくデザインされたRCTで比較的明確に否定されている（Bieleninik et al., 2017)。しかし，これはASD児・者が余暇として，音楽を楽しむことを否定するものではない。

現在，実際の現場で実施されている折衷的な介入法（いわゆる，療育）は，十分に治療効果を期待できるかどうか不確かである。エビデンスに沿った対応が難しいとしても，少なくとも医療機関で治療的な意図をもって介入を実施する場合には，ESDM，PACTの内容と比較検討する必要があると考える。

これらのプログラムは幼児期を対象とした介入法だが，学童期以降を対象に，ASD診断あるいはASDの中核症状の改善を明確に示した介入法はない。科学的な根拠をもつ早期介入の実現に重点が置かれるべきだが，国内では施策として早期発見が先行している。発見からASD診断・介入開始までの期間が長い状況は，本末転倒であり，社会資源の適切な配分が必要だと思われる。

ASDの症状である社会的コミュニケーションの障害を標的とした根治的薬物療法が試みられてきたが，secretinをはじめ期待された薬物の効果は否定され（Krishnaswami et al., 2011)，現在までに効果が明確に示された薬物はない（McPheeters et al., 2011)。Oxytocinが現在は注目され，個人輸入で投与する家族もいるが，未だ効果は検証中であり慎重な対応が必要である（Watanabe et al., 2015 ; Yatawara et al., 2016)。

もう一方の中核症状であるRRBに関しては，risperidone（McCracken et al., 2002 ; Shea et al., 2004)，aripiprazole（Marcus et al., 2009 ; Owen et al., 2009）に一定程度の効果があることが知られている。だが，鎮静，錐体外路症状，体重増加などの副作用があり，全症例への投与は勧めにくく，国外でも国内でもRRBを標的とした投与は保険適応とはなっていない。RRBが日常生活に支障を与えている程度を検討して投与を決定する必要があるだろう。選択的セロトニン再取り込み阻害薬（Selective serotonin reuptake inhibitor : SSRI）に関しては，fluoxetineについてRRBに対する効果が報告されているが（Hollander et al., 2005, 2012），citalopramに関しては，比較的大規模なRCTで効果が否定されている（King et al., 2009）。ASDの中核症状であるRRBと合併する強迫症状との異同を明確にできないことが結果の解釈を困難にしているが，SSRIは現在のところRRBに対する標準的な薬物療法とはされていない（Carrasco et al., 2012）。

感覚過敏はASD児・者に多く存在し，本人の適応に影響を及ぼすと報告されており（Rogers et al., 2003），DSM-5ではRRBの1症状としてASDの中核症状に規定された。感覚過敏はDSM-5で規定される前からよく知られた症状であり，比較的古くからさまざまな感覚統合療法が考案され，実施されてきたが(Fazlioglu et al., 2008)，効果を否定する報告もあり（Mudford et al., 2000），現在のところ利益は明らかではない。感覚過敏は，ASDに与える影響に比して介入に対する方法論の検討が少なく，今後の議論が必要な領域である。

2 併存する精神疾患の治療

ASDに併存する精神疾患に関して，ASDに特異的な治療は限られる。多くの場合，定型発達と同じように，併存疾患の標準的な治療に準じて行われるが，ASDでは定型発達に比して，治療成績が悪い。ASDは多くの精神疾患を高頻度に併存するが，生物学的な要因で併存しているのか，ASDに起因する心理的な葛藤あるいは環境からのストレスによる，二次障害なのか判断することは，多くの場合，困難である。したがって実際に介入戦略を検討する際には，個人因子・環境因子の評価・介入も行いつつ治療は進められる。

ASDの介入で比較的多く必要になるのは，併存する易刺激性の治療である。易刺激性は非特異的な気分症状で，「イライラ」とも言われる。本人の陳述あるいは，興奮，攻撃的行動から評価される。ASDに併存する易刺激性に対する治療としては，幼児期では応用行動分析（ABA）を基礎にしたペアレント・トレーニングの効果が，比較的大規模なRCTで実証されている（Bearss et al., 2015）。また薬物療法に関しては抗精神病薬であるaripiprazoleとrisperidoneの効果がRCTで実証されており（Marcus et al., 2009 ; McCracken et al., 2002 ; Owen et al., 2009 ; Shea et al., 2004），国内でもASDに併存する易刺激性を対象にした処方が保険適応とされている。実際の薬物療法にあたっては，症状が重篤で緊急性を要するときには薬物療法を早い段階で開始するが，易刺激性が不十分・不適切な対応による二次障害であることも多い。その場合は環境への介入（環境調整およびABA）が優先される。また易刺激性の背景にADHD，不安症，うつ病，強迫症など他の精神疾患があり，結果として興奮，攻撃的行動を呈していることもある。その場合には背景にある精神疾患の治療が優先される。Aripiprazoleあるいはrisperidoneによる薬物療法は標準的な診療と言えるが，どの段階・状況で投与の利益が副作用の不利益を上回るか決定できる根拠はない。また，risperidoneによる薬物療法にペアレント・トレーニングを併用した結果，改善効果が増強するとした報告もあり，環境への介入を並行して実施することは有益だろう（Aman et al., 2009 ; Arnold et al., 2012 ; Scahill et al., 2012）。Pimozideは古くから，ASDへの投与が保健適応となっている薬物であるが，併用禁忌薬の多さ，QT延長のリスクが知られており，また臨床研究で十分に効果が検証されておらず，第一選択薬とするのは難しい。また，攻撃的行動にdivalproexが効果的であることが，小規模ながらRCTで報告されており，次善の薬物療法として検討する価値がある（Hollander et al., 2010）。Divalproexは RRBに効果的であるとする報告もされているが（Hollander et al., 2006），再現されておらずRRBを標的とした投与には議論が残る。なお，催奇形性，多嚢胞性卵巣症候群のリスクがあるので，女児・女性へのdivalproexの投与は慎重に行う必要がある。

併存するADHDの症状に対してはmethylphenidateの効果が実証されているが，興奮性の増悪などの副作用があり，投与する症例を検討する必要がある（Research Units on Pediatric Psychopharmacology Autism, 2005）。また，同様にatomoxetine，guanfacineについてもRCTで有効性が報告されている（Scahill et al., 2015 ; van der Meer et al., 2013）。Methylphenidate，atomoxetine，guanfacineはいずれも国内でADHDを適応疾患とした保険適応が認められており，ADHD（の併存）と診断した場合は，これら3剤のどれかによる薬物療法をまず優先的に検討し，興奮性の増悪などのリスクも踏まえ，他剤の投与を検討するべきである。その一方で，ASDの非特異的な多動性に対してはrisperidone（McCracken et al., 2002 ; Shea et al., 2004），aripiprazole（Marcus et al., 2009 ; Owen et al., 2009）も有効であり，ADHDの併存が明確ではない場合には，抗精神病薬が選択肢となる。

併存する限局性学習症に関して，ASDに特異的な介入法は明らかではない。また，チック症に対する治療も，ASDに特異的な治療はなく，定型発達と同様の治療法を用いることが多い（Kuwabara et al., 2012 ; McNaught et al., 2011）。

併存する不安症，うつ病，強迫症に関しては，受診の主たる理由がこれらの精神疾患の治療であることも少なくないが，ASDと診断したならば，ASD診断を含む包括的な評価にもとづいて，治療を開始する。不安症に対して，ASDを対象としたRCTで明確な効果が確認された薬物はないが，定型発達ではSSRIの効果が報告されている（Walkup et al., 2008）。先に述べたように，ASDの中核症状であるRRBに対する効果には疑問が残るが，併存する不安症，うつ病，強迫症に対しては，ASDであってもSSRIが効果的だろうと期待されている（Carrasco et al., 2012）。ただし，未成年ではSSRIの内服と自殺関連行動との関係が議論されており（Hall, 2006），心理療法，環境調整によって改善の見込みが低い場合にSSRIの投与が検討される。

CBTは不安症・うつ病・強迫症の標準的治療だと考えられ，薬物療法と同等かそれ以上に優先順位が高い治療法だと位置づけられている。しかし，国内ではCBTを実施できる施設は少なく，現時点では標準的な診療とは言いにくいかもしれない。

ASDに併存する不安症を対象に，ASD向けにカスタマイズされたCBTプログラムが開発され，その効果も実証されており（Sofronoff et al., 2005），CBTの実施が可能ならば，SSRIの副作用のリスク（自殺関連行動）に鑑みると，ASDでもCBTが優先されると考える。また，ASDを対象にしたCBTプログラムはアンガーマネジメントに関しても効果が実証されており（Sofronoff et al., 2007），易刺激性の改善にも期待がもてるかもしれない。また，CBTはストレス・マネジメントの技法でもあり，環境の影響が強い二次的な不安症・易刺激性でも，対応が十分に可能である。今後は，国内でもCBTが普及することが強く期待される。なお，CBTのみで改善が乏しいときには，SSRIの併用が選択肢になる（Walkup et al., 2008）。

うつ病，強迫症の治療に関しては，ASDを対象に質の高いRCTで効果が実証された研究報告はなく，SSRI，CBTの有効性など定型発達を対象としたRCTの結果（Franklin et al., 2011 ; March et al., 2004）を外挿して治療法を検討することになる。

睡眠障害は高頻度に併存し，本人のみならず家族の生活にも影響を与えることがある。睡眠障害の治療の第一は，定型発達児と同様に睡眠衛生（sleep hygiene）の改善と，親・本人の行動への介入であり（Owens, 2009），これら非薬物療法により改善が得られないときに薬物療法が選択される。ASDに対して効果が実証されている薬物は少なく，melatoninが最もよく評価され安全であると考えられているが，国内では処方ができず，個人輸入で内服をしていることもある。そのほか，trazodone，mirtazapine，ramelteonが効果的だと期待されているが，十分な臨床研究はなされていない（Hollway et al., 2011）。

このように，併存する精神疾患に対する標準的治療の選択肢は狭い。またエビデンスの多くは児童期のASDを対象とした研究であり，青年期・成人期で同じ効果が得られるかどうかは不確かである。そのため，実際の診療では他の抗精神病薬，感情安定薬，抗うつ薬，抗不安薬，睡眠薬が，他の精神疾患での適応からの外挿で投与されることが少なくない（Aman et al., 2003 ; Langworthy-Lam et al., 2002）。処方内容の地域差も指摘されており（Rosenberg et al., 2010），薬物療法の標準化は十分ではないかもしれない。すべてを標準的治療の範囲で賄うのは困難だが，まず標準的な治療を試みてから，その次に標準的ではない治療法に移行することで介入戦略の合理性は保たれると考える。

3 併存する身体疾患の治療

てんかんに対する薬物療法が必要になることが少なくないが，ASDに特異的な薬物療法はなく，基本的には定型発達と同様に発作型／症候群に応じた薬物療法が選択されることが多い（Sankar, 2004）。てんかんの発症はASDでは1～5歳と10歳以上の二峰性の好発年齢をもつと言われている（Depositario-Cabacar et al., 2010）。知的障害を伴うASDでは成人後に寛解するのはわずか16%とされ（Danielsson et al., 2005），抗てんかん薬の中止にはより慎重である必要があるかもしれない。

消化器症状がASDで定型発達よりも多いかどうかは議論があり（Black et al., 2002），治療に関してもASDに特異的な治療法はない。しかしASDにおいて不安症状・興奮性と消化器症状が関連することが報告されており，消化器症状のために興奮性が昂じている可能性，あるいは不安症状のために消化器症状が悪化している可能性を，治療にあたっては考える必要がある（Nikolov et al., 2009）。

また，身体疾患の治療に関して実際に問題になるのは，ASDの中核症状が治療を妨げる場合である。小児科医には，社会的コミュニケーションの困難さや，新しい場面が苦手であること，感覚過敏などASD症状に配慮した対応が必要になる（Myers et al., 2007）。障害者歯科などASD症状への対応に長けた専門医療機関への受診が必要になることもある（Loo et al., 2009）。

2――機能障害の改善

次に，精神機能の改善について主に述べ，その他の心身機能の改善について簡単に述べる。

1 精神機能障害の改善

ESDM，ABAなど複数の介入プログラムで，知的機能（IQ）の改善が報告されている（Dawson et al., 2010 ; Smith et al., 2000）。これらは，生物学的な水準で脳機能に変化を及ぼしているのかどうか議論になることも多いが，ESDM後の脳波が定型発達に近いことが報告され注目されている（Dawson et al., 2012）。この研究結果には議論の余地があるが，実際に早期介入によって生物学的な水準で脳機能を正常化させうること，かつ介入に臨界点があることが明らかになれば，早期介入，およびそのためのスクリーニングはより重要になるだろう。

「こころの理論」「中枢性統合」の障害など，ASD固有の精神機能障害は仮設（神経心理学モデル）の域を出ていない。また実際の診療では測定が困難であり，かつ介入法は明確ではない。その一方で，治療効果測定のアウトカムとして精神機能障害を用いることは少なくない（Watanabe et al., 2014 ; Yamasue, 2015）。ASDを1つの疾患単位として，中核症状を治療対象にする従来の研究とは異なるパラダイムであり，発展・臨床応用が期待されている。しかし，今の段階ではまず，前提となる精神機能障害の妥当性を検証することが必要だろう。

このようにASD固有の精神機能障害は現在，介入の対象にはしにくい。その一方で，ASD診断を前提として，背景にある精神機能障害を想定することで，後述する合理的配慮の提供に関して，身体障害（聴覚障害，視覚障害，肢体不自由など）と同じ論理で配慮の必要性を説明することができる。そのため，直接介入の対象にはならなくても，精神機能障害を想定しておくことは有益だと思われる。

2 その他の機能障害の改善

実際に，協調運動機能を測定し，介入により改善させることは難しい。だが，医師の判断により発達性協調運動症と診断することで，協調運動機能の障害があることを証明し，合理的配慮の提供を要望することができる。

3——活動能力の向上

続いて，活動能力の向上を意図した介入法について述べる。介入法は，精神機能障害が変化しないことを前提に，コミュニケーション能力，課題遂行能力を向上させるか，あるいはコミュニケーション能力を補う方法を教育するために開発されたプログラムであることが多く，複数の技法を組み合わせて構成される。研究報告はこのような特定の教育プログラムの効果検証であることが多く，どの技法が効果に影響を与えているのか，どの教育プログラムが最も包括的に有効な技法を含んでいるのか明らかではなく，現在も議論がなされている（Lord et al., 2005）。

ASDは表現型が多岐にわたり，原因・病態にも異種性の大きい症候群であると想定されている（Happe et al., 2006）。年齢・知的機能・ASDの中核症状の重症度など複数の要素により，教育プログラムの効果が変わる可能性が指摘されており（Warren et al., 2011），すべてのASDに効果を認める教育プログラムを開発するのは困難かもしれない。

また，先述したPACTと同様に，養育者がASD児を教育するプログラムも開発されている。たとえば，養育者の媒介による低コストを強調した，Joint attention symbolic play engagement and regulation（JASPER）treatment（Kasari et al., 2014）では効果がRCTで実証されており，実現可能性の観点からも期待できる教育プログラムだと考えられている。JASPERの効果は，ASD児と養育者との相互作用で検証されており，ASD児のコミュニケーション能力が向上したのか，養育者の対応が向上したのか判然とない。しかし，幼児には養育者との対人関係が社会的適応の最も重要な領域であり，「アタッチメント」の形成にも関わるので，JASPERを実施する価値に疑いはない。また，中長期的なフォローアップがなされれば，母親の面前以外の状況で，ASDの中核症状あるいはコミュニケーション能力の向上を検出できるかもしれない。

幼児期まではESDM，PACTなど，治療効果を狙った早期介入法が注目されるが，学童期以降は，活動能力の向上を狙った技法である社会技能訓練（Social skills training : SST）を行うことが多い（JASPERは，治療効果を狙った早期介入法とSSTの中間的な位置づけである）。SSTは，発達年齢6歳以降の発達・関係論的介入法の一種とも考えられるが，治療効果は十分に検証されていない。SSTは，①あいさつなど特定の行動を教える，②自分と他者の感情について教える，③柔軟な行動を教える，ということを目標にしているプログラムが主で，技法の性質上，知的障害を伴わないASDを対象に実施されることが多い。多くの研究が報告されているが，結果の一貫性は十分ではない（Choque Olsson et al., 2017）。

SSTが本来の目的としているのは，社会参加全般（環境因子に左右されることが少ない）に応用可能な，コミュニケーション能力，課題遂行能力の向上である。しかし，「中枢性統合」あるいは「実行機能」の障害のためか，ASD児・者は一般的に能力の般化が難しい。実際には，通級教室でのSSTは学校生活を念頭に，就労移行支援事業所でのSSTは職場生活を念頭に，能力を応用する状況を限定して実施されることが多い。

一方，知的障害を伴うASDを対象に，言語的コミュニケーション能力の向上を意図した，Picture exchange communication system（PECS）などの技法が開発されているが（Flippin et al., 2010 ; Yoder et al., 2010），言語能力の向上に関して十分な効果は実証されていない。現状では標準的な技法であるとは言い難いが，効果のさらなる検証が望まれる。また，言語療法士によるASDに特異的とは言えない一般的な言語訓練が行われることもあるが，その効果の検証が待たれる。

4——社会適応の向上

家庭生活，対人関係，学校生活・職業生活についても，適応を向上し，社会的不適応を解消できる介入が必要である。社会参加は個々の活動の総体であり，活動能力の向上により，社会適応は向上すると考えられる。しかし，ASD児・者の活動能力の向上に限界があることは，前章で述べた通りである。自身の努力だけで，社会適応を向上させることにも限界があると考えられる。

その一方で，社会適応はさまざまな環境因子に影響されるので，環境調整の効果に期待ができる。詳細は次節で述べるが，たとえば，ペアレント・トレーニングは家庭生活での環境調整の要素をもち，合理的配慮は学校生活・職業生活の環境調整そのものである。

5——環境調整

環境因子への介入は，社会適応の向上とストレスの減少を意図して行われる。環境因子への介入を行い，適応が十分に向上すれば社会的不適応が解消されるし，本人にとって不快な刺激になる環境因子が除去されれば，ストレスを減じることもできる。広義の環境調整は，環境の大枠（たとえば学校や職場）を変えずに調整を行う狭義の環境調整（adjustment）あるいは配慮（accommodation）と，環境の大枠を変える環境の変更（modification）に大別される。ASDを踏まえた環境調整の理論的枠組みと，社会参加の領域ごとの環境調整の実施，環境の変更について，それぞれ概説する。

1 環境調整の理論的枠組み

実際に，環境調整を実践するための理論的枠組みは，ABAの原理が基本のひとつとなる。ABAは，Antecedents（先行条件）「どんなときに」，Behavior（行動）「どんな（適切・問題）行動が起き」，Consequences（結果事象）「その結果どうなったか」の3段階で（適切・問題）行動を分析し変容する技法であり，ASDの対応に限らず，さまざまな人間行動の分析・変容に役立つ。その核となる技法は行動分析にもとづく系統的な強化（systematic reinforcement）である。Lovaasら（Lovaas, 1987）の報告以来，最も多く研究報告がされた介入技法のひとつだが，当初の方法に沿った，1週間に数十時間の介入をするプログラムから（Smith et al., 2000），親への教育を主とする週数時間のプログラムまで，そのセッティングは多岐にわたる（Coolican et al., 2010）。ABAは行動に偏重した，般化されにくい特殊なプログラムと誤解されることが多いが，正しい称賛の仕方など，一般臨床で実施している本人・家族への心理教育は，意識していなくてもABAの原理を用いていることが多い。

古くから用いられている介入プログラムとして，Treatment and education of autistic and related communication-handicapped children（TEACCH）がよく知られている（Ozonoff et al., 1998 ; Panerai et al., 2009）。オリジナルのTEACCHプログラム自体は，特定の地域を対象に，その地域に居住するすべての年齢のASDを対象に，医療サービスを提供し，教育システムを構築し，専門家のトレーニングまで行う，きわめて包括的なプログラムだが，実施できる地域は限られる。一方で，その核となる技法はASDの認知特性から方法論が見出された，時間的・空間的な構造化教育であり（Mesibov et al., 2010），広く応用されている。TEACCHも自宅や教室を改造したりする大がかりな技法で，般化がされにくいと誤解されることもあるが，スケジュール表の利用などASDが見通しをもてるような小さな工夫には，TEACCHの原理が生かされていることが多い。

ABAとTEACCHは比較されることもあるが（Callahan et al., 2010），背反的ではなく，双方が標準的な技法であると考える。また介入の頻度，具体的な内容，セッティング（本人対象か親教育，場所など），あるいは実施する包括的プログラムは，年齢・知的機能・ASD症状の重症度などの要素によって調節が必要かもしれないが，系統的な強化と構造化という核となる技法は汎用性が高いものだと思われる。さらに，ABA，TEACCHと前述した発達・関係論的介入法は実施されるプログラムによっては重なり（Dawson et al., 2010 ; National Research Counsil, 2001），それぞれの原理は1人のASDへの介入で共存できるものと考える。環境調整の具体的内容は，個別の状況に応じて決定されるが，最低限ABAとTEACCHの技術は用いられていることが望ましいであろう。

2 環境調整の実施

環境調整の目的は社会適応の向上であり，単純化すれば，ある社会的な状況で「望ましい行動を増やし，望ましくない行動を減らす」ということになる。ABAとTEACCHは教育プログラムとして実施されることもあるが，基本的には環境調整の技法であり，専門施設で教育プログラムのみが実施されても意義は乏しい。ABAとTEACCHの技法は，生活領域に応じて，適切な環境調整を行うために利用される。望ましくない行動に本人もストレスを感じ，望ましい行動が増えた結果，ストレスが減少することが期待される。

家庭生活の適応に関しては，家族が環境調整の対象になる。家族への介入は，心理教育として実施されることが一般的である。ASDの診断，症状を説明し，ABAにもとづく系統的強化とTEACCHにもとづく構造化が有効だということをまず，教育する。そのうえで試行錯誤をしながら，家庭生活の適応を向上させていく。なお，「望ましくない行動」が著しく，易刺激性あるいは反抗挑発症の併存と考えられるほど目立つようならば，特定のペアレント・トレーニングプログラムを行うが，家族に対する心理教育と本質は同じであり，家族に対する心理教育は広い意味では，ペアレント・トレーニングと言える。

学校・職場での環境調整は，合理的配慮の提供として，障害者差別解消法，障害者雇用促進法によって義務化されている。学校では特別支援教育コーディネーターが，職場に関しては就労支援施設が，合理的配慮の提供を支援する仕組みになっているが，リアルワールドで十分に機能しているか定かではない。教員への心理教育については構造化教育（TEACCH）をベースにした実践研究が報告されているが（Probst et al., 2008），予備的な段階であり効果は十分には実証されていない。法の趣旨に照らすならば，学校・職場は主体的に合理的配慮を提供しなければいけないが，実際にASD児・者に対応する教員や上司は専門家ではなく，具体的な技術が乏しく（当たり前だが），学校・職場への心理教育の実施が，合理的配慮を実装するうえでの最大の課題になっていると思われる。

家庭・職場以外の対人関係，余暇の領域でも環境が阻害的になることがあるが，家族や公的な支援では介入が難しい要素であり，対応に難渋する。むしろ，対人関係と余暇は本人がある程度選択できるので，ASD児・者の視点に立つと，趣味の仲間との限定的な付き合いなど，保護的な環境を選択することが望ましいかもしれない。

なお，周囲の態度は重要な環境因子だと思われるが，周囲の態度は定量化も定性化もできないし，ペアレント・トレーニングや合理的配慮など，定式化された介入法の範疇では調整ができない。家族や教員，上司・同僚，友人，すべての人々の心もちに依存することになる。

3 環境の変更

特定の環境での社会適応が環境調整によって向上しない，あるいは特定の環境で社会参加すること自体がストレスになっている場合，環境調整を断念し，環境の変更を行うことが選択肢になる。たとえば，普通学級から特別支援学級への転級，特別支援学級から特別支援学校への転校，あるいは一般就労から障害者枠就労への転職などが環境の変更にあたる。

家庭生活に適応できない場合，入院治療が選択肢になる。入院治療は環境の変更の一種であり，入院するだけで，適応が向上し，ストレスが減じ，情動が改善する症例もある。しかし，入院環境は仮の環境であり，このような場合，退院するまでに家庭生活の環境調整が可能か，不可能な場合にはどのような生活を選択するか検討して，本人・家族と合意に至ることが重要になる。

どの段階で，環境の変更に踏み込むか，明確な指針はない。本人・家族と支援者が，状況を包括的に把握し共有し，本人の幸せを尊重して，決定される。

6——心理的な葛藤の解消

心理的な葛藤が生じている場合には，支持的精神療法が必要な場合がある。本人の抱える心理的不適応への対応とも言える。ASDでも定型発達でも，葛藤を対象とした心理療法に定式的な技法はなく，支持的精神療法が経験則に沿って実施されることが多いが，効果の程度は不明である。

ASD児・者へのASD診断の告知について明確な指針はない。しかし，ある程度の年齢・知能を有している場合は，本人が理解できる範囲で自分のASDについて理解していたほうが，自分である程度，対応を選択できるので，フェアだと考える。

心理的な葛藤（心理的不適応）にASDであることが影響しているならば，適切な心理教育（Gordon et al., 2015）は最も合理的な解決策だと考えられる。ASDと直接関係しない要素の影響が大きく，心理教育のみでは葛藤は解消されないかもしれないが，それでも心理教育を実施しない理由はない。

自分のASDに気づいて，自分でできる工夫と周囲からの配慮で困難を乗り越えられるという見通しをもつことで，アイデンティティは確立し，自己肯定感，自己効力感を維持することができるかもしれない。

心理教育は本人の心理に寄り添ううえで重要な技法だと考えるが，未だ議論が不足している。心理教育については，第4章「ACATとは何か」で詳述する。

第4章
ACATとは何か

本章では，ACATが開発された背景について，またスティグマと心理教育について説明する。続いて，ACATが何を意図して構成されているか，CBTの技法を踏まえて解説する。

1 ——— スティグマ

スティグマとは，個人のもつある属性によって，いわれのない差別や偏見の対象となることを指す（Goffman, 1963）。日本語においては，「烙印」「汚名」「偏見」などと訳されることもある。スティグマはマイノリティの属性において生じやすい。ここでは，精神疾患全般に対するスティグマについて述べ，ASDとスティグマについて考察する。

1 精神疾患のスティグマ

精神疾患に対するスティグマにはさまざまな側面が存在することが知られており，家族の不和や，仕事の差別，社会からひきこもることにつながる（Yap et al., 2011）。スティグマの諸側面を表す代表的な概念として，パブリック・スティグマとセルフ・スティグマがある。

パブリック・スティグマは，精神疾患に対する一般の人や社会の態度を表す，社会全体が与えるスティグマと言える（Corrigan et al., 2004）。たとえば，障害者など特定の集団に対する，「障害者は能力がなく，弱い，恥ずべき人間だ」といった否定的信念はパブリック・スティグマである。

一方，セルフ・スティグマは当事者が抱くスティグマであり，パブリック・スティグマを内在化し，「障害のある自分には能力がなく，弱い，恥ずべき人間だ」と自分自身を否定的に捉える信念を指す。

パブリック・スティグマは周囲の人の態度に影響を及ぼし，セルフ・スティグマはおそらく自己の心理的資質と密接に関わる。

精神的不調があるにもかかわらず専門機関を利用しない現象はサービス・ギャップ（Stefl et al., 1985）と呼ばれる。サービス・ギャップを生む背景には，医療機関・支援機関へのアクセスのしにくさや，医療費をまかなえないといった経済的な問題がある。また，他の要因として，本人の専門家への援助要請におけるスティグマがある。援助要請におけるスティグマとは，「メンタルヘルスケアを利用することにより精神疾患の烙印を押されることを，回避しようとする社会的認知プロセス」と定義される（Corrigan et al., 2004）。たとえば，「心理的な治療を求める人は，望ましくなく，社会的に受け入れられない」「自分自身で治したい」「援助を求めたら他者に何を思われるかわからない」という認知を指す（van Beljouw et al., 2010 ; Vogel et al., 2006）。このような援助要請におけるスティグマは，実際に援助要請の抑制と関連することが報告されている（Clement et al., 2012 ; Hanisch et al., 2016）。

2 ASDとスティグマ

ASDでも他の精神疾患同様にスティグマは存在すると考えられ，セルフ・スティグマはASD診断の有用性を損なうことが指摘されている（Ruiz Calzada et al., 2012）。

2007年に英国で行われた大規模な疫学調査によると，人口の1%がASDに罹患していたが，成人のASD者は適切な診断や治療を，これまでも，現在も提供されていなかった（Brugha et al., 2011）。適切な診断や治療に至らない理由として，ASDに対する知識や自身のASDに対する理解がない場合には，「自分はふつうではない」「自分は劣った存在である」という恥（セルフ・スティグマ）が生じて（Ruiz Calzada et al., 2012），援助要請が抑制されたとも考えられる。また，セルフ・スティグマのためにASD児・者は，「自分は人に迷惑をかけている」と恥を感じ，当然受けるべき合理的配慮の要望も減少する（Mason et al., 2018）。この場合には，社会的不適応が生じる可能性が高い。

また，ASD児・者が，セルフ・スティグマの影響下にASDらしさを隠し，定型発達児・者のように演出する社会的カモフラージュ行動（Hull et al., 2019）を行うこともある。この場合，社会参加にあたって過剰適応を余儀なくされ，その結果，自己肯定感，自己効力感が低下し，心理的不適応が生じることもある。

ASDのパブリック・スティグマに関する研究では，一般の大学生にASDの知識をオンライン教育したところ，知識が増え，パブリック・スティグマが軽減したという報告がある（Gillespie-Lynch et al., 2015）。同じ研究グループは，ASDの啓蒙活動やサービスが多い米国の大学生のほうが，ASDの啓蒙活動やサービスが少ないレバノンの大学生と比較して，ASDに関する知識とパブリック・スティグマが少ないこと（Obeid et al., 2015），米国と日本の大学生の比較では，ASDの知識に差はなかったものの，パブリック・スティグマは日本のほうが多かったことを報告している（Someki et al., 2018）。なお，レバノンでも日本でもオンライン教育でASDに関する知識が増え，パブリック・スティグマは減少した。これらの結果は，ASDの正しい知識を啓蒙し教育することが，パブリック・スティグマの減少に有用だということを示唆している。

ACATは，セルフ・スティグマには対応するが，パブリック・スティグマには対応していない。そのため，社会にパブリック・スティグマが蔓延している状況が続けば，ACATの効果にも制限がかかるように思われる。さらに国内でパブリック・スティグマが米国よりも多いことを踏まえると，国内で，行政機関主導によるシステマティックなASDの啓蒙活動を実施する価値は高いだろう。

また，ASD児・者の養育者に関しては，ASD診断により医学的知識を得たことで養育者がもつセルフ・スティグマ（「自分は子どもをきちんと育てられない悪い親だ」「自分のせいで子どもがASDになったのだ」といった自責感）が軽減したという報告がある（Farrugia, 2009）。養育者がASDに対してもつスティグマは，養育者本人にとってはセルフ・スティグマであると同時に，ASD児・者にとってはパブリック・スティグマでもある。ACATは養育者も介入の対象としているが，ASD児・者にとって最も身近な社会である養育者のスティグマを取り除くことも意図している。

2——ASDと心理教育

ASDの臨床像は多様である。易刺激性が昂じて家庭内で攻撃的行動が出現した場合や，抑うつ気分・不安が昂じて不登校になるなど，社会的不適応が認められれば，家族や周囲が気づいて早々に対応が行われることが多い（Bearss et al., 2015 ; Scahill et al., 2012）。

その一方で，ASD児・者が心理的不適応の状態にあるにもかかわらず行動として表出しない場合には，ASDにより生じる困難に家族や周囲は気づきにくい。そのため，ASDに対応したケアやサポートを受ける機会がないままに成長し，心理的不適応が慢性的に続くことがある。特に思春期以降は，自主的な行動や対人関係が活発になることで，ASD児・者は周囲との差異に気づきはじめ，自己肯定感あるいは自己効力感が低下し，不安や抑うつ気分が出現することが多い（Weiss et al., 2014 ; White et al., 2009）。また，アイデンティティが拡散し，心理的な葛藤が生じることもあるだろう。このように思春期以降のASD児・者では，心理的不適応の結果，ASDに起因する困難をさらに悪化させるかもしれない。また，このような悪循環が続くことで，「ひきこもり」や自殺関連行動のリスクが高まると報告されている（Storch et al., 2013）。

社会的不適応に対応するのはもちろんだが，心理的不適応への対応も重要だと思われる。第3章「ASDの介入」で述べたように，社会的不適応を標的にした介入には，併存する精神疾患に対する薬物療法やCBT，活動能力を向上させるSST，環境調整（ペアレント・トレーニング，合理的配慮），環境の変更などさまざまな介入法で対応できるが，心理的不適応を標的にした介入法は乏しく，心理教育プログラムを開発する意義は大きいと思われる。

スティグマは養育者の治療意欲にも影響する。国内には，3歳児健診や就学前健診でASDのスクリーニングを行う自治体がある。しかし，そこでASDの可能性を指摘された養育者が，ASDに関する知識や自分の子どもがもつASDの特徴を，十分に説明されて理解する機会がない場合，養育レジリエンスが低下し，ASD児・者に対する支援が減少する。その一方で，ADHDやトゥレット症候群のある子どもの養育者に関して，心理教育を積極的に行うことで，精神疾患に対する肯定的・建設的な態度や行動が増加することが報告されており（Nussey et al., 2013），ASDでも同様に養育者に対して心理教育を行うことで，子どもの支援が最適化されることが期待される（Gordon et al., 2015）。

ASDと診断されても，セルフ・スティグマに影響されて援助要請が抑制されるとしたら，有用な介入法があっても利用が制限されてしまう。そもそも，本人のなかでASD診断と困難（困りごと）が結びついていないなら，援助要請を行わないかもしれない。かなり統制された研究環境や机上の空論ではなく，ASDの臨床評価・介入をリアルワールドで行うならば，心理教育によりASDに関する知識を伝え，自己理解を得ることが診療・支援におけるフェアな姿勢だと思われる。

3—— ACATのコンセプト

ここまで述べてきたように，ASDに対する心理教育は，かなり強力な介入法だと思われる。国外では近年，ASDの自己理解や診断の受容，スティグマの軽減を目的とした親子合同の心理教育プログラムが施行されており，少なくとも，その短期的な効果は実証されている（Gordon et al., 2015；Laugeson et al., 2012）。

その一方で，国内には構造化された心理教育プログラムはない。そのため，大島らは，国外のプログラムを参照し，国内で標準的に利用できるASDの心理教育プログラムの開発に着手した（大島ほか，2015）。

開発コンセプトの1番目として，ASD児・者および養育者がASDの知識を正しく学習し，自身の「ASDの特性」を理解することで，ASD児・者の対処方略スキルが増し，結果として社会的不適応・心理的不適応が解消する，と効果のメカニズムを仮定した。

開発コンセプトの2番目として，心理教育プログラムを開発するうえで，CBT

を用いることが有用ではないかと考えた。CBTは構造化され具体的で視覚的支援を多用する技法であり，「あいまいなこと」が苦手なASD児・者に親和的な心理療法だと考えられた。また，協同的実証主義にもとづく実施のプロセスは，「頭ごなし」を嫌うASD児・者にとって受け入れやすいと思われる。

開発コンセプトの1番目，2番目に沿って，大島らは成人の自閉スペクトラム症者に対してCBTを適用して，Quality of life（QOL）の向上を報告している(大島ほか，2015)。具体的には，ASD者の個別の「ASDの特性」をモニタリング／外在化し，「ASDの特性」に対するメタ認知を増強し，「ASDの特性」に対する対処方略のレパートリーを増強させ，その結果，「ASDの特性」と関連するストレスが減少し，QOLの向上が得られた。

開発コンセプトの3番目として，ASDの養育者が，ASDの知識と子どもの「ASDの特性」の理解およびソーシャル・サポートを得ることで，養育者の養育レジリエンスが増強すると考えた。そのため，親子合同で心理教育プログラムを実施することで，比較的低コストで効果を増強できると仮定している。

このように，心理教育により効果が得られる，CBTの治療形態がASDに親和的である，親子合同の実施により効果が増強される，という開発コンセプトをもとに，児童思春期のASD児・者およびその養育者を対象に，CBTのフレームワークに欧米諸国の心理教育プログラムのコンテンツを加え，国内で新たに開発された心理教育プログラムが，「ASDに気づいてケアするプログラム（Aware and care for my autistic traits : ACAT)」である。

4——ACATとCBT

ここまで述べてきたように，ASDの心理教育は介入にあたって必須の要素だと考えられるが，実証的な研究は乏しい。そのため，十分なエビデンスにもとづいてACATの構成を説明することはできない。その代わりに，ACATの根幹をなす心理療法であるCBTの各種技法が，プログラムのなかでどのように位置づけられているか，その理論的背景を概説する。

CBTとは，個人の抱える問題を，認知（頭のなかの考えやイメージ＝思考）と行動（実際の振る舞い）の工夫を通じて解決するための心理療法の総称である。CBTはうつ病や不安症などの精神疾患にエビデンスのある治療法として推奨されているが（Hopkins et al., 2015 ; Pilling et al., 2013)，現在は精神疾患のみならず，疾病予防としてのストレス・マネジメントや，禁煙やダイエットなどの行動変容をターゲットとする手法としても幅広く活用されている。というのも，CBTは問題解決的アプローチであり，患者はその問題を解決するのみならず，問題解決のスキルを手に入れることが可能で，汎用性が高い構成になっ

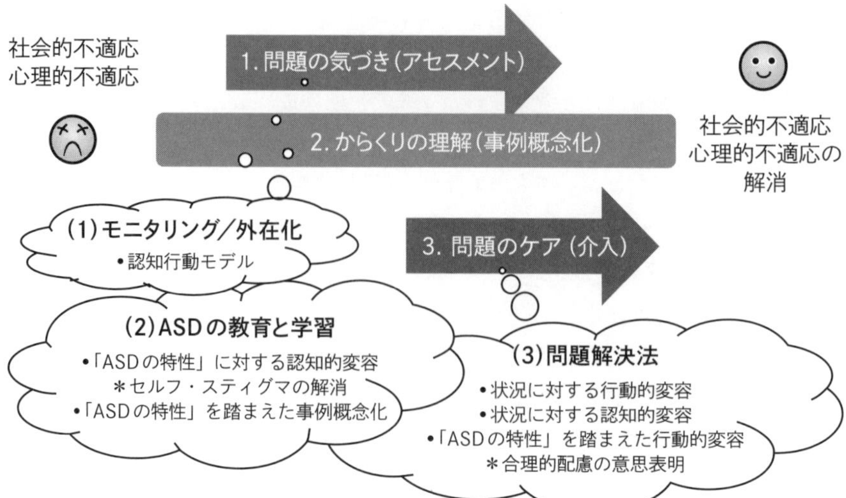

図❷　ACATにおけるCBTの治療構造

ているからである。

ACATは，「精神疾患の治療」というよりは，「「ASDの特性」に対するストレスマネジメントスキルを増強する」という，CBTのなかでもストレス・マネジメントを鍛える枠組みに沿って開発されている。

CBTは「アセスメント（Assessment）」「事例概念化（Case formulation）」「介入（Intervention）」という治療構造に沿って行われる。

CBTでは一般的に，アセスメントから事例概念化の段階でモニタリング／外在化という技法を利用し，介入の段階では，認知再構成法と問題解決法を利用することが多い。なお，ASDのCBTでは，より具体的で構造化された働きかけが望ましく，認知よりも行動に重点を置くことが推奨されている（Kendall et al., 2013 ; Pilling et al., 2012）。そのためACATでは介入の段階で，問題解決法を主として利用し，認知再構成法は基本的には利用しない。その一方で，プログラムを通してASDの教育と学習を行うことで，「ASDの特性」を十分に理解し，「ASDの特性」に対する認知的変容と「ASDの特性」を踏まえた行動的変容が経験されることを意図している（図❷）。本節では，これらの技法をどのようにASD児・者にカスタムしているか，ASDの知見，CBTの知見を交えて順次説明する。

1 問題の気づき

CBTでは，出来事に対する個人の反応を，内外からの情報の単純な受診機としてではなく，自分を取り巻く現実を能動的に再構成するものとして考える(Clark, 1995)。たとえば，「ある日，ASDと診断された」という出来事に対し，ある人は，「個性的で自分らしい」と認識するかもしれない。またある人は「ASDと診断されたら人生がおしまいだ」と認識するかもしれない。このように出来事の解釈によってストレス（心理的苦痛）に差異が生じる。この解釈をCBTにおいては「自動思考」と呼ぶ。自動思考は，その場の状況に応じてオートマチックに反応する認知である。そのため，我々は日常生活において自動思考に気づくことはあまりないと言える。モニタリング／外在化は，CBTという枠組みを通して自分の反応の内容に「気づく」ためのひとつの技法である。CBTでは，一般的に，治療者は患者に対し，「具体的な出来事」や，そのときに考えた「自動思考」や「気分とその強さ」「そのときに取った行動」「そのときの身体の反応」といった出来事，それに対する個人の反応について，それぞれモニタリングをしてもらい，認知行動モデル（図❸）に書き出すことで分析を行う。

患者が自分の体験についてのモニタリングを行い，認知行動モデルという枠組みのなかで，患者に生じる環境−反応の相互作用を文字や図で書き出すことで，客観的に眺めることができる。このように，外から自分の内的な反応を客観的に理解することを外在化と呼ぶ。外在化を行うことで，患者は自分の「ASDの特性」，その特性に関連する反応に気づき，さらには客観的に理解することが可能になる。これをACATでは「ASDの特性」を含めた自己理解として位置づけている。

ACATでは，具体的なエピソードレベルでの内的な反応をモニタリングする前に，主に「ASDの特性」について説明を行い，そのうえで，エピソードレベルでのモニタリング／外在化を行う。これが一般的なCBTのボトムアップ式の

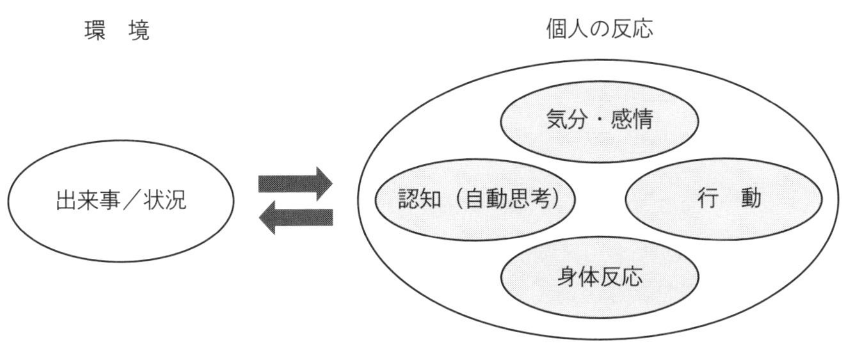

図❸　認知行動モデル

モニタリングとは異なる点である。社会的状況や自身の内的反応の観察（内省）や描写を苦手とするASD児・者において，そもそも，体験のモニタリングから開始することには困難があると思われる。そのためACATでは，モニタリングの前に「ASDの特性」を教育し，知識として身につけることで外在化し，トップダウン式にASD児・者の体験が「どの特性から来るものか」というからくりを導き出す仕組みにしている。

このようにACATでは，ASD児・者の「ASDの特性」を教育し，モニタリング／外在化することで，メタ認知の向上を図っている。また，その特性に対し「定型発達の人と比べてどのような特徴があるか」ということや，自身の特性の「強み」や「弱み」は何かを知ることで，「ASDの特性」に対する新たな捉え方を積極的に身につけていく。

2 からくりの理解

ACATでは，CBTの認知行動モデルに「ASDの特性」を加えて，認知（自動思考）が生起し感情・身体反応・行動が表現される認知・行動パターンが定型発達児と異なることを，メタ認知できるように構成されている。また，「ASDの特性」を加えて事例概念化を行うことで，認知・行動パターンのメタ認知を，社会的不適応，心理的不適応を含めて，包括的に強化することができる。このようにして，定型発達を前提とした場合には事例概念化が難しい認知・行動パターンでも，ACATでは介入の標的にすることが可能になる。また，「ASDの特性」を加えた事例概念化により，自身の認知・行動パターンのなかでASD診断を中立的に認知することが可能になり，セルフ・スティグマが解消されることも意図している。

ACATでいう「ASDの特性」とは，ASDで頻繁に認められる精神機能の偏位を指す。第1章「ASDとは何か」と第2章「ASDの臨床評価」ですでに述べたように，ASDに特異的な精神機能の障害は十分には解明されておらず，ここで例示する「ASDの特性」はすべて推測の域を出ていない。また，すべての「ASDの特性」を網羅したわけではなく，すべてのASD児・者がもつものでもない。以下にACATのテキストで例示した「ASDの特性」について一応の根拠を説明する。

まず，シンプルに「ASDの特性」は，DSM-5で規定されたASDの中核症状を説明できる精神機能の偏位だと考えた。次に，ここまでに述べた，ASDで比較的一貫して報告されている神経心理学モデル，併存する精神疾患の症状・神経心理学モデルを参照し，「ASDの特性」を想定した。

「人づきあいについての特性」「コミュニケーションについての特性」については，DSM-5の症状では，（A）社会的コミュニケーションの障害のうち，（1）

「相互の対人的－情緒的関係の欠落」，(2)「対人的相互反応で非言語的コミュニケーション行動を用いることの欠陥」，(3)「人間関係を発展させ，維持し，それを理解することの欠陥」とおおむね対応している。また，神経心理学モデルでは「心の理論」の障害で，ある程度説明することができる（Baron-Cohen et al., 1985）。

「切りかえについての特性」「興味のもち方についての特性」「感覚の捉え方についての特性」については，DSM-5では，(B) 限定された反復的な行動様式のうち，(2)「同一性への固執，習慣への頑ななこだわり，または言語的，非言語的な儀式的行動様式」，(3)「強度または対象において異常なほど，きわめて限定され執着する興味」，(4)「感覚刺激に対する過敏さまたは鈍感さ，または環境の感覚的側面に対する並外れた興味」におおむね対応している。限定された反復的な行動様式のうち，(1)「常同的または反復的な身体の運動，物の使用，または会話」については，古典的なカナー型の自閉症を特徴づける行動特徴だが（Kanner, 1943），ACATが対象とする思春期の知的障害を伴わないASDでは生活機能に与える影響は限定的だと思われるので，ACATのテキストでは「ASDの特性」と直接関連づけてはいない。

「物の捉え方（まとめて考えること）についての特性」については，「中枢性統合」の障害におおむね対応し（Happe et al., 2006），「計画や段取りをすることについての特性」については，ASDやADHDを含む多くの精神疾患で異常が報告されている神経心理学モデルである「実行機能」の障害で説明できる。

「はっきりしないことへの推測についての特性」については，TEACCHが強調する構造化教育がASDの対応に有用だという経験的事実から「ASDの特性」として例示した。その背景は1つの病態ではなく，他者の意図を認知する「心の理論」の障害（Baron-Cohen et al., 1985），あるいは「自己の感情認知」の障害（アレキシサイミア）(Hill et al., 2006)，「中枢性統合」の障害（Happe et al., 2006）など，さまざまな神経心理学モデルが関係していると考えた。

「行動や気持ちのコントロールについての特性」については，ASDに特異的な特性とは言い難い。しかしASDでは易刺激性が介入の対象になることが多く，ADHD，不安症など行動・情動のコントロールに関係する精神疾患の併存率が高い（Lai et al., 2014）ことを踏まえると，「行動や気持ちのコントロールについての特性」を例示することには，意義があると考えた。

例示した「ASDの特性」がすべてではなく，実際のACATでは，個々の事例に応じて「ASDの特性」を見出して，プログラムを進める。なお，プログラム内で「ASDの特性」として取り扱う場合には，説得力をもって心理教育を行えるように，特性の説明にはある程度のエビデンスが求められる。

3 問題のケア

ACATにおける認知的・行動的介入は，2つのアプローチに大別される（図❹)。ひとつは認知や行動を変容することで，活動能力を向上させるアプローチである。これがACATのテキストでいう「自分でできる工夫」に該当する。

ACATの認知的・行動的介入におけるもうひとつのアプローチが，自身の活動能力の向上は意図せずに，他者に支援を要請する（「要請するということが妥当だ」という認知の変容があり，「要請する」という行動を獲得する）ことで，社会適応を向上させるアプローチである。これがACATのテキストでいう「周りの人からの配慮」に該当する。これは，社会適応を改善するために環境調整を行うことであり，近年法制化された合理的な配慮の提供を要望することと重なる。

まず，「自分でできる工夫」について説明する。ACATでは，問題のケアの段階で問題解決法を利用する。これにより社会的不適応・心理的不適応につながる反応を減少させ，適応につながる機能的な行動変容を身につけることが可能となる。

たとえば，自分の「ASDの特性」を無視して苦手なことの克服に拘泥する行動をよく取っていたASD児・者が，心理的不適応の背景にある「ASDの特性」を理解し，「ASDの特性」を踏まえた認知の変容を行い（「自分は○○が苦手なので，それは諦めて，△△という方法で行こう」と考える)，△△をするという行動変容を行うことで，社会的不適応が解消され，心理的不適応（自己効力感

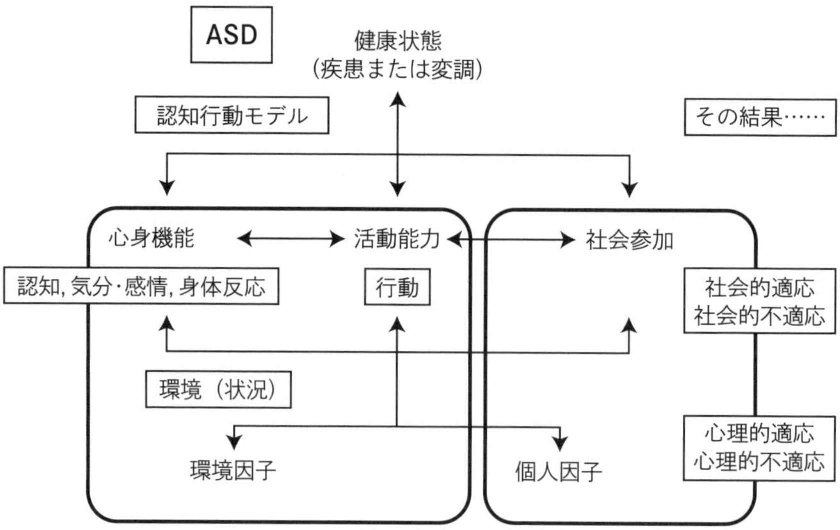

図❹　ACATの２つのアプローチ

の低下）も解消されることを狙う。

この方法はCBTにおいて最もスタンダードな介入方法だが，「ASDの特性」の理解が適切な認知・行動変容の前提であり，「ASDの特性」が理解されずに，普通と同じ思考・行動パターンが適切だと考えて，行動の変容だけ繰り返すと，一時的に社会適応の改善を得られても，認知の変容が不確かで，自己効力感が低下し，心理的不適応は改善されないか，場合によっては悪化するかもしれない。

第3章「ASDの介入」で触れた活動能力を向上させるプログラム（SSTなど）は主に，社会的コミュニケーションの障害を標的に，ある程度均質化された社会学習プログラムが提供されるものである。ACATは，本人の「ASDの特性」にもとづいてカスタマイズされた介入法である。社会的コミュニケーションの障害への対処に限定されず，実際の困難を練習台に「ASDの特性」を踏まえた，ストレス・マネジメントの教育・学習を行うので，汎用性が高い。またASD児・者自身がその特性を理解したうえで，対処方略を治療者と協同で計画することになるので，動機の維持，技法の習得において既存のプログラムと比較して効果的ではないかと考えられる。

続いて「周りの人からの配慮」，つまり他者に支援を要請するアプローチについて述べる。自身で直接問題解決を行うことを志向するか，配慮を得て問題解決を図るか，どちら（あるいは両方）がより効果的か予測することは難しい。ACATでは，少なくとも「周りの人からの配慮」を得て問題解決をするという選択肢があることを，問題解決法にもとづいて学習する。

障害者差別解消法が義務とする合理的配慮の提供は，原則，本人あるいは家族の意思表明にもとづいて，事業者と建設的な対話を行うことで，環境が調整され社会参加の実行状況が改善するというプロセスを保障するものである。これは逆に言うと，本人（あるいは家族）が意思を表明し交渉を経なければ，合理的配慮の提供を得られないということになる。ASDの中核症状は社会的コミュニケーションの障害であり，意思表明，交渉にコミュニケーション能力が要求されることから，合理的配慮の提供はASD児・者にとって制度の利用自体に若干の支障がある仕組みと言える。

そのため，ACATでは，自身の「ASDの特性」，阻害的な環境因子および，社会的不適応あるいは心理的不適応について，自身で図式を理解し，合理的配慮を要望するスキルの獲得も目指す。意思表明と交渉のスキルが獲得されていれば，理論的には環境・状況が変わっても，何度でも合理的配慮を要望し社会適応を維持できると考える。ACATは個人のニーズに合わせたフレキシブルなプログラムだが，合理的配慮に関する教育・学習はニーズによらずプレフィックスされている。

5——ACATの限界と可能性

ここまでに述べたように，ACATは，CBTを基礎にASDの心理教育を行い，ASDに関する問題に気づいてケアするプログラムであり，ASDの疾患診断に対する理解にもとづいて，適応的な認知・行動パターンを獲得することで，中長期的に社会的不適応を予防することを目的にしている。また，プログラムを消化する過程で，ASDの疾患診断をポジティブに受容することで，セルフ・スティグマが消失し，心理的不適応が解消されることも期待している。

ACATの目的はすべての介入の入り口になる心理教育だが，ASDの中核症状の治療を目的としてはいない。そのため「人づきあいについての『ASDの特性』」などの中核症状に対応する「ASDの特性」そのものが，変化するかどうかはわからない。また，ASDの周辺症状である「行動や気持ちをコントロールすることについての特性」については，ASDの行動・情動制御を対象としたCBTの効果が，複数のRCTで実証されており（Sofronoff et al., 2005, 2007），ACATでも一定の効果は得られるだろう。ただし，ACATは行動・情動制御に焦点を当てたプログラムではないので，行動・情動に特化したCBTプログラムと比較すると，行動・情動制御に対する効果は少ない可能性もある。さらに養育者への心理教育は行うが，プログラム中に積極的な環境調整は行わないので，易刺激性や反抗挑発症が併存し，著しいイライラや逸脱行動がある場合には，ACATに加えてペアレント・トレーニングが必要なこともありうる。

ACATの全6回のセッションですべての問題が解決するわけではないが，プログラム終了後も，自己学習・セルフマネジメントが可能な構成であることがCBTの利点だと考えている。ASDの診断に対し，なんらかの抵抗や不快感をもったとしても，問題解決的な態度で，上記のような認知的・行動的変容を意図的に行うことができれば，社会参加にあたって生じる不利益を継続的に解消できると考えられる。

おわりに

最後に，筆者の私見を述べる。ASDの診療には多くの専門家・関係者が関わる。筆者が，ASDの診療にあたって最も重要だと実感しているのはポジティブな感情である。本人に対して，あるいは家族やその他の関係者間でネガティブな感情が充満しているときは，何をしてもなかなか上手く行かないように思われる。逆に，関係者みながポジティブな感情をもって本人に接しているときは，徐々に状況が改善されてくることが多いように思う。少なくともASDに関わる専門家は，本人・家族・関係者にリスペクトをもち，感情をポジティブに保つよう心掛けたいところである。エビデンスでは測れないが，標準的な診療の一部ではないかと思っている。

また，本人が，自分に対してポジティブな感情をもち，自分をリスペクトできること，それがASDの診療のスタートでありゴールでもある。ACATは，診療のスタートで実施されることが望ましい。しかし，そのときには，ゴールラインも見えているとなお良い。

文　献

第1章

Amir, R. E., Van den Veyver, I. B., Wan, M., et al. (1999). Rett syndrome is caused by mutations in X-linked MECP2, encoding methyl-CpG-binding protein 2. *Nat Genet, 23 (2),* 185-188. doi:10.1038/13810

Bailey, A., Le Couteur, A., Gottesman, I., et al. (1995). Autism as a strongly genetic disorder: evidence from a British twin study. *Psychol Med, 25 (1),* 63-77.

Bailey, A., Luthert, P., Dean, A., et al. (1998). A clinicopathological study of autism. *Brain, 121 (Pt 5),* 889-905.

Baird, G., Simonoff, E., Pickles, A., et al. (2006). Prevalence of disorders of the autism spectrum in a population cohort of children in South Thames: the Special Needs and Autism Project (SNAP). *Lancet, 368 (9531),* 210-215. doi:10.1016/S0140-6736(06)69041-7

Baron-Cohen, S., Leslie, A. M., & Frith, U. (1985). Does the autistic child have a "theory of mind"? *Cognition, 21 (1),* 37-46.

Baron-Cohen, S., Lombardo, M. V., Auyeung, B., et al. (2011). Why are autism spectrum conditions more prevalent in males? *PLoS Biol, 9 (6),* e1001081. doi:10.1371/journal.pbio.1001081

Baron-Cohen, S., Ring, H. A., Wheelwright, S., et al. (1999). Social intelligence in the normal and autistic brain: an fMRI study. *Eur J Neurosci, 11 (6),* 1891-1898.

Bourgeron, T. (2015). From the genetic architecture to synaptic plasticity in autism spectrum disorder. *Nat Rev Neurosci, 16 (9),* 551-563. doi:10.1038/nrn3992

Broek, J. A., Brombacher, E., Stelzhammer, V., et al. (2014). The need for a comprehensive molecular characterization of autism spectrum disorders. *Int J Neuropsychopharmacol, 17 (4),* 651-673. doi:10.1017/S146114571300117X

Casanova, M. F., Buxhoeveden, D. P., Switala, A. E., et al. (2002). Minicolumnar pathology in autism. *Neurology, 58 (3),* 428-432.

Castelli, F., Frith, C., Happe, F., et al. (2002). Autism, Asperger syndrome and brain mechanisms for the attribution of mental states to animated shapes. *Brain, 125 (Pt 8),* 1839-1849.

Christensen, D. L., Baio, J., Van Naarden Braun, K., et al. (2016). Prevalence and Characteristics of Autism Spectrum Disorder Among Children Aged 8 Years--Autism and Developmental Disabilities Monitoring Network, 11 Sites, United States, 2012. *MMWR Surveill Summ, 65 (3),* 1-23. doi:10.15585/mmwr.ss6503a1

Christensen, J., Gronborg, T. K., Sorensen, M. J., et al. (2013). Prenatal valproate exposure and risk of autism spectrum disorders and childhood autism. *JAMA, 309 (16),* 1696-1703. doi:10.1001/jama.2013.2270

Colvert, E., Tick, B., McEwen, F., et al. (2015). Heritability of Autism Spectrum Disorder in a UK Population-Based Twin Sample. *JAMA Psychiatry, 72 (5),* 415-423. doi:10.1001/jamapsychiatry.2014.3028

Cross-Disorder Group of the Psychiatric Genomics (2013). Identification of risk loci with shared effects on five major psychiatric disorders: a genome-wide analysis. *Lancet, 381 (9875),*

1371-1379. doi:10.1016/S0140-6736(12)62129-1

Frazier, T. W., & Hardan, A. Y. (2009). A meta-analysis of the corpus callosum in autism. *Biol Psychiatry, 66 (10),* 935-941. doi:10.1016/j.biopsych.2009.07.022

Frazier, T. W., Youngstrom, E. A., Kubu, C. S., et al. (2008). Exploratory and confirmatory factor analysis of the autism diagnostic interview-revised. *J Autism Dev Disord, 38 (3),* 474-480. doi:10.1007/s10803-007-0415-z

Gardener, H., Spiegelman, D., & Buka, S. L. (2009). Prenatal risk factors for autism: comprehensive meta-analysis. *Br J Psychiatry, 195 (1),* 7-14. doi:10.1192/bjp.bp.108.051672

Gardener, H., Spiegelman, D., & Buka, S. L. (2011). Perinatal and neonatal risk factors for autism: a comprehensive meta-analysis. *Pediatrics, 128 (2),* 344-355. doi:10.1542/peds.2010-1036

Gratten, J., Wray, N. R., Peyrot, W. J., et al. (2016). Risk of psychiatric illness from advanced paternal age is not predominantly from de novo mutations. *Nat Genet, 48 (7),* 718-724. doi:10.1038/ng.3577

Hallmayer, J., Cleveland, S., Torres, A., et al. (2011). Genetic heritability and shared environmental factors among twin pairs with autism. *Arch Gen Psychiatry, 68 (11),* 1095-1102. doi:10.1001/archgenpsychiatry.2011.76

Happe, F., & Frith, U. (2006). The weak coherence account: detail-focused cognitive style in autism spectrum disorders. *J Autism Dev Disord, 36 (1),* 5-25. doi:10.1007/s10803-005-0039-0

Happe, F., Ronald, A., & Plomin, R. (2006). Time to give up on a single explanation for autism. *Nat Neurosci, 9 (10),* 1218-1220. doi:10.1038/nn1770

Harrington, R. A., Lee, L. C., Crum, R. M., et al. (2014). Prenatal SSRI use and offspring with autism spectrum disorder or developmental delay. *Pediatrics, 133 (5),* e1241-1248. doi:10.1542/peds.2013-3406

Hazlett, H. C., Gu, H., Munsell, B. C., et al. (2017). Early brain development in infants at high risk for autism spectrum disorder. *Nature, 542 (7641),* 348-351. doi:10.1038/nature21369

Howlin, P., & Magiati, I. (2017). Autism spectrum disorder: outcomes in adulthood. *Curr Opin Psychiatry, 30 (2),* 69-76. doi:10.1097/YCO.0000000000000308

Howlin, P., Mawhood, L., & Rutter, M. (2000). Autism and developmental receptive language disorder--a follow-up comparison in early adult life. II: Social, behavioural, and psychiatric outcomes. *J Child Psychol Psychiatry, 41 (5),* 561-578.

Hultman, C. M., Sandin, S., Levine, S. Z., et al. (2011). Advancing paternal age and risk of autism: new evidence from a population-based study and a meta-analysis of epidemiological studies. *Mol Psychiatry, 16 (12),* 1203-1212. doi:10.1038/mp.2010.121

Jacquemont, S., Reymond, A., Zufferey, F., et al. (2011). Mirror extreme BMI phenotypes associated with gene dosage at the chromosome 16p11.2 locus. *Nature, 478 (7367),* 97-102. doi:10.1038/nature10406

Just, M. A., Cherkassky, V. L., Keller, T. A., et al. (2004). Cortical activation and synchronization during sentence comprehension in high-functioning autism: evidence of underconnectivity. *Brain, 127 (Pt 8),* 1811-1821. doi:10.1093/brain/awh199

Kana, R. K., Keller, T. A., Cherkassky, V. L., et al. (2006). Sentence comprehension in autism: thinking in pictures with decreased functional connectivity. *Brain, 129 (Pt 9),* 2484-2493. doi:10.1093/brain/awl164

Kanner, L., & Eisenberg, L. (1957). Early infantile autism, 1943-1955. *Psychiatr Res Rep Am Psychiatr Assoc (7),* 55-65.

Kemper, T. L., & Bauman, M. (1998). Neuropathology of infantile autism. *J Neuropathol Exp Neurol, 57 (7),* 645-652.

Kong, A., Frigge, M. L., Masson, G., et al. (2012). Rate of de novo mutations and the importance of father's age to disease risk. *Nature, 488 (7412),* 471-475. doi:10.1038/nature11396

Koshino, H., Kana, R. K., Keller, T. A., et al. (2008). fMRI investigation of working memory for faces in autism: visual coding and underconnectivity with frontal areas. *Cereb Cortex, 18 (2),* 289-300. doi:10.1093/cercor/bhm054

Kuwabara, H., Yamasue, H., Koike, S., et al. (2013). Altered metabolites in the plasma of autism spectrum disorder: a capillary electrophoresis time-of-flight mass spectroscopy study. *PLoS One, 8 (9),* e73814. doi:10.1371/journal.pone.0073814

Lai, M. C., Lombardo, M. V., & Baron-Cohen, S. (2014). Autism. *Lancet, 383 (9920),* 896-910. doi:10.1016/S0140-6736(13)61539-1

Lam, K. S., Aman, M. G., & Arnold, L. E. (2006). Neurochemical correlates of autistic disorder: a review of the literature. *Res Dev Disabil, 27 (3),* 254-289. doi:10.1016/j.ridd.2005.03.003

Levy, S. E., Mandell, D. S., & Schultz, R. T. (2009). Autism. *Lancet, 374 (9701),* 1627-1638. doi:10.1016/S0140-6736(09)61376-3

Lord, C., Petkova, E., Hus, V., et al. (2012). A multisite study of the clinical diagnosis of different autism spectrum disorders. *Arch Gen Psychiatry, 69 (3),* 306-313. doi:10.1001/archgenpsychiatry.2011.148

McCarthy, S. E., Makarov, V., Kirov, G., et al. (2009). Microduplications of 16p11.2 are associated with schizophrenia. *Nat Genet, 41 (11),* 1223-1227. doi:10.1038/ng.474

Minshew, N. J., Goldstein, G., & Siegel, D. J. (1997). Neuropsychologic functioning in autism: profile of a complex information processing disorder. *J Int Neuropsychol Soc, 3 (4),* 303-316.

Nordahl, C. W., Lange, N., Li, D. D., et al. (2011). Brain enlargement is associated with regression in preschool-age boys with autism spectrum disorders. *Proc Natl Acad Sci U S A, 108 (50),* 20195-20200. doi:10.1073/pnas.1107560108

Pelphrey, K. A., Shultz, S., Hudac, C. M., et al. (2011). Research review: Constraining heterogeneity: the social brain and its development in autism spectrum disorder. *J Child Psychol Psychiatry, 52 (6),* 631-644. doi:10.1111/j.1469-7610.2010.02349.x

Reichenberg, A., Gross, R., Weiser, M., et al. (2006). Advancing paternal age and autism. *Arch Gen Psychiatry, 63 (9),* 1026-1032. doi:10.1001/archpsyc.63.9.1026

Rossignol, D. A., & Frye, R. E. (2012). A review of research trends in physiological abnormalities in autism spectrum disorders: immune dysregulation, inflammation, oxidative stress, mitochondrial dysfunction and environmental toxicant exposures. *Mol Psychiatry, 17 (4),* 389-401. doi:10.1038/mp.2011.165

Rutter, M., Greenfeld, D., & Lockyer, L. (1967). A five to fifteen year follow-up study of infantile psychosis. II. Social and behavioural outcome. *Br J Psychiatry, 113 (504),* 1183-1199.

Rutter, M., & Lockyer, L. (1967). A five to fifteen year follow-up study of infantile psychosis. I. Description of sample. *Br J Psychiatry, 113 (504),* 1169-1182.

Schwarz, E., Guest, P. C., Rahmoune, H., et al. (2011). Sex-specific serum biomarker patterns in adults with Asperger's syndrome. *Mol Psychiatry, 16 (12),* 1213-1220. doi:10.1038/mp.2010.102

Stanfield, A. C., McIntosh, A. M., Spencer, M. D., et al. (2008). Towards a neuroanatomy of autism: a systematic review and meta-analysis of structural magnetic resonance imaging studies. *Eur Psychiatry, 23 (4),* 289-299. doi:10.1016/j.eurpsy.2007.05.006

State, M. W., & Levitt, P. (2011). The conundrums of understanding genetic risks for autism spectrum disorders. *Nat Neurosci, 14 (12),* 1499-1506. doi:10.1038/nn.2924

Sudhof, T. C. (2008). Neuroligins and neurexins link synaptic function to cognitive disease. *Nature, 455 (7215),* 903-911. doi:10.1038/nature07456

Suren, P., Roth, C., Bresnahan, M., et al. (2013). Association between maternal use of folic acid supplements and risk of autism spectrum disorders in children. *JAMA, 309 (6),* 570-577. doi:10.1001/jama.2012.155925

Thomas, D. (2010). Gene--environment-wide association studies: emerging approaches. *Nat Rev Genet, 11 (4)*, 259-272. doi:10.1038/nrg2764
Travers, B. G., Adluru, N., Ennis, C., et al. (2012). Diffusion tensor imaging in autism spectrum disorder: a review. *Autism Res, 5 (5)*, 289-313. doi:10.1002/aur.1243
Uhlhaas, P. J., & Singer, W. (2012). Neuronal dynamics and neuropsychiatric disorders: toward a translational paradigm for dysfunctional large-scale networks. *Neuron, 75 (6)*, 963-980. doi:10.1016/j.neuron.2012.09.004
Vissers, M. E., Cohen, M. X., & Geurts, H. M. (2012). Brain connectivity and high functioning autism: a promising path of research that needs refined models, methodological convergence, and stronger behavioral links. *Neurosci Biobehav Rev, 36 (1)*, 604-625. doi:10.1016/j.neubiorev.2011.09.003
Voineagu, I., Wang, X., Johnston, P., et al. (2011). Transcriptomic analysis of autistic brain reveals convergent molecular pathology. *Nature, 474 (7351)*, 380-384. doi:10.1038/nature10110
Walker, C. K., Krakowiak, P., Baker, A., et al. (2015). Preeclampsia, placental insufficiency, and autism spectrum disorder or developmental delay. *JAMA Pediatr, 169 (2)*, 154-162. doi:10.1001/jamapediatrics.2014.2645
Watanabe, T., Abe, O., Kuwabara, H., et al. (2014). Mitigation of sociocommunicational deficits of autism through oxytocin-induced recovery of medial prefrontal activity: a randomized trial. *JAMA Psychiatry, 71 (2)*, 166-175. doi:10.1001/jamapsychiatry.2013.3181
Yamasue, H., Yee, J. R., Hurlemann, R., et al. (2012). Integrative approaches utilizing oxytocin to enhance prosocial behavior: from animal and human social behavior to autistic social dysfunction. *J Neurosci, 32 (41)*, 14109-14117. doi:10.1523/JNEUROSCI.3327-12.2012

第2章

Abrahams, B. S., & Geschwind, D. H. (2008). Advances in autism genetics: on the threshold of a new neurobiology. *Nat Rev Genet, 9 (5)*, 341-355. doi:10.1038/nrg2346
Baird, G., Douglas, H. R., & Murphy, M. S. (2011). Recognising and diagnosing autism in children and young people: summary of NICE guidance. *BMJ, 343*, d6360. doi:10.1136/bmj.d6360
Ben-Sasson, A., Gal, E., Fluss, R., et al. (2019). Update of a Meta-analysis of Sensory Symptoms in ASD: A New Decade of Research. *J Autism Dev Disord, 49 (12)*, 4974-4996. doi:10.1007/s10803-019-04180-0
Brenner, J., Pan, Z., Mazefsky, C., et al. (2017). Behavioral Symptoms of Reported Abuse in Children and Adolescents with Autism Spectrum Disorder in Inpatient Settings. *J Autism Dev Disord*. doi:10.1007/s10803-017-3183-4
Crowe, B. H., & Salt, A. T. (2015). Autism: the management and support of children and young people on the autism spectrum (NICE Clinical Guideline 170). *Arch Dis Child Educ Pract Ed, 100 (1)*, 20-23. doi:10.1136/archdischild-2013-305468
Hebron, J., Oldfield, J., & Humphrey, N. (2017). Cumulative risk effects in the bullying of children and young people with autism spectrum conditions. *Autism, 21 (3)*, 291-300. doi:10.1177/1362361316636761
Johnson, C. P., Myers, S. M., & American Academy of Pediatrics Council on Children With, D. (2007). Identification and evaluation of children with autism spectrum disorders. *Pediatrics, 120 (5)*, 1183-1215. doi:10.1542/peds.2007-2361
Kientz, M. A., & Dunn, W. (1997). A comparison of the performance of children with and without autism on the Sensory Profile. *Am J Occup Ther, 51 (7)*, 530-537. doi:10.5014/ajot.51.7.530

Kinnaird, E., Stewart, C., & Tchanturia, K. (2019). Investigating alexithymia in autism: A systematic review and meta-analysis. *Eur Psychiatry, 55,* 80-89. doi:10.1016/j.eurpsy.2018.09.004

Konecky, B., Meyer, E. C., Marx, B. P., et al. (2014). Using the WHODAS 2.0 to assess functional disability associated with DSM-5 mental disorders. *Am J Psychiatry, 171 (8),* 818-820. doi:10.1176/appi.ajp.2014.14050587

Lecavalier, L., Aman, M. G., Scahill, L., et al. (2006). Validity of the autism diagnostic interview-revised. *Am J Ment Retard, 111 (3),* 199-215. doi:10.1352/0895-8017(2006)111[199:VOTADI]2.0.CO;2

Levy, S. E., Mandell, D. S., & Schultz, R. T. (2009). Autism. *Lancet, 374 (9701),* 1627-1638. doi:10.1016/S0140-6736(09)61376-3

Lord, C., Risi, S., Lambrecht, L., et al. (2000). The autism diagnostic observation schedule-generic: a standard measure of social and communication deficits associated with the spectrum of autism. *J Autism Dev Disord, 30 (3),* 205-223.

Marx, I., Weirich, S., Berger, C., et al. (2017). Living in the Fast Lane: Evidence for a Global Perceptual Timing Deficit in Childhood ADHD Caused by Distinct but Partially Overlapping Task-Dependent Cognitive Mechanisms. *Front Hum Neurosci, 11,* 122. doi:10.3389/fnhum.2017.00122

Mayes, S. D., & Calhoun, S. L. (2003). Analysis of WISC-III, Stanford-Binet:IV, and academic achievement test scores in children with autism. *J Autism Dev Disord, 33 (3),* 329-341.

McPheeters, M. L., Warren, Z., Sathe, N., et al. (2011). A systematic review of medical treatments for children with autism spectrum disorders. *Pediatrics, 127 (5),* e1312-1321. doi:10.1542/peds.2011-0427

McPheeters, M. L., Weitlauf, A., Vehorn, A., et al. (2016) *Screening for Autism Spectrum Disorder in Young Children: A Systematic Evidence Review for the U.S. Preventive Services Task Force.* Rockville (MD).

Moss, J., & Howlin, P. (2009). Autism spectrum disorders in genetic syndromes: implications for diagnosis, intervention and understanding the wider autism spectrum disorder population. *J Intellect Disabil Res, 53 (10),* 852-873. doi:10.1111/j.1365-2788.2009.01197.x

Myers, S. M., & Johnson, C. P. (2007). Management of children with autism spectrum disorders. *Pediatrics, 120 (5),* 1162-1182. doi:10.1542/peds.2007-2362

Oliveras-Rentas, R. E., Kenworthy, L., Roberson, R. B., 3rd, et al. (2012). WISC-IV profile in high-functioning autism spectrum disorders: impaired processing speed is associated with increased autism communication symptoms and decreased adaptive communication abilities. *J Autism Dev Disord, 42 (5),* 655-664. doi:10.1007/s10803-011-1289-7

Ozonoff, S., Strayer, D. L., McMahon, W. M., et al. (1994). Executive function abilities in autism and Tourette syndrome: an information processing approach. *J Child Psychol Psychiatry, 35 (6),* 1015-1032. doi:10.1111/j.1469-7610.1994.tb01807.x

Piven, J., & Palmer, P. (1999). Psychiatric disorder and the broad autism phenotype: evidence from a family study of multiple-incidence autism families. *Am J Psychiatry, 156 (4),* 557-563.

Piven, J., Palmer, P., Jacobi, D., et al. (1997). Broader autism phenotype: evidence from a family history study of multiple-incidence autism families. *Am J Psychiatry, 154 (2),* 185-190.

Sparrow, S. S., & Cicchetti, D. V. (1985). Diagnostic uses of the Vineland Adaptive Behavior Scales. *J Pediatr Psychol, 10 (2),* 215-225.

Storebo, O. J., Ramstad, E., Krogh, H. B., et al. (2015). Methylphenidate for children and adolescents with attention deficit hyperactivity disorder (ADHD). *Cochrane Database Syst Rev (11),* CD009885. doi:10.1002/14651858.CD009885.pub2

Velikonja, T., Fett, A. K., & Velthorst, E. (2019). Patterns of Nonsocial and Social Cognitive

Functioning in Adults With Autism Spectrum Disorder: A Systematic Review and Meta-analysis. *JAMA Psychiatry, 76 (2),* 135-151. doi:10.1001/jamapsychiatry.2018.3645
Wing, L. (1979). The current status of childhood autism. *Psychol Med, 9 (1),* 9-12.
本田秀夫（2013）自閉症スペクトラム——10人に1人が抱える「生きづらさ」の正体．ソフトバンククリエイティブ．

第3章

Aman, M. G., Lam, K. S., & Collier-Crespin, A. (2003). Prevalence and patterns of use of psychoactive medicines among individuals with autism in the Autism Society of Ohio. *J Autism Dev Disord, 33 (5),* 527-534.
Aman, M. G., McDougle, C. J., Scahill, L., et al. (2009). Medication and parent training in children with pervasive developmental disorders and serious behavior problems: results from a randomized clinical trial. *J Am Acad Child Adolesc Psychiatry, 48 (12),* 1143-1154. doi:10.1097/CHI.0b013e3181bfd669
Arnold, L. E., Aman, M. G., Li, X., et al. (2012). Research Units of Pediatric Psychopharmacology (RUPP) autism network randomized clinical trial of parent training and medication: one-year follow-up. *J Am Acad Child Adolesc Psychiatry, 51 (11),* 1173-1184. doi:10.1016/j.jaac.2012.08.028
Bearss, K., Johnson, C., Smith, T., et al. (2015). Effect of parent training vs parent education on behavioral problems in children with autism spectrum disorder: a randomized clinical trial. *JAMA, 313 (15),* 1524-1533. doi:10.1001/jama.2015.3150
Bieleninik, L., Geretsegger, M., Mossler, K., et al. (2017). Effects of Improvisational Music Therapy vs Enhanced Standard Care on Symptom Severity Among Children With Autism Spectrum Disorder: The TIME-A Randomized Clinical Trial. *JAMA, 318 (6),* 525-535. doi:10.1001/jama.2017.9478
Black, C., Kaye, J. A., & Jick, H. (2002). Relation of childhood gastrointestinal disorders to autism: nested case-control study using data from the UK General Practice Research Database. *BMJ, 325 (7361),* 419-421.
Callahan, K., Shukla-Mehta, S., Magee, S., et al. (2010). ABA versus TEACCH: the case for defining and validating comprehensive treatment models in autism. *J Autism Dev Disord, 40 (1),* 74-88. doi:10.1007/s10803-009-0834-0
Carrasco, M., Volkmar, F. R., & Bloch, M. H. (2012). Pharmacologic treatment of repetitive behaviors in autism spectrum disorders: evidence of publication bias. *Pediatrics, 129 (5),* e1301-1310. doi:10.1542/peds.2011-3285
Choque Olsson, N., Flygare, O., Coco, C., et al. (2017). Social Skills Training for Children and Adolescents With Autism Spectrum Disorder: A Randomized Controlled Trial. *J Am Acad Child Adolesc Psychiatry, 56 (7),* 585-592. doi:10.1016/j.jaac.2017.05.001
Coolican, J., Smith, I. M., & Bryson, S. E. (2010). Brief parent training in pivotal response treatment for preschoolers with autism. *J Child Psychol Psychiatry, 51 (12),* 1321-1330. doi:10.1111/j.1469-7610.2010.02326.x
Danielsson, S., Gillberg, I. C., Billstedt, E., et al. (2005). Epilepsy in young adults with autism: a prospective population-based follow-up study of 120 individuals diagnosed in childhood. *Epilepsia, 46 (6),* 918-923. doi:10.1111/j.1528-1167.2005.57504.x
Dawson, G., Jones, E. J., Merkle, K., et al. (2012). Early behavioral intervention is associated with normalized brain activity in young children with autism. *J Am Acad Child Adolesc Psychiatry, 51 (11),* 1150-1159. doi:10.1016/j.jaac.2012.08.018
Dawson, G., Rogers, S., Munson, J., et al. (2010). Randomized, controlled trial of an intervention for toddlers with autism: the Early Start Denver Model. *Pediatrics, 125 (1),* e17-23.

doi:10.1542/peds.2009-0958

Depositario-Cabacar, D. F., & Zelleke, T. G. (2010). Treatment of epilepsy in children with developmental disabilities. *Dev Disabil Res Rev, 16 (3),* 239-247. doi:10.1002/ddrr.116

Estes, A., Munson, J., Rogers, S. J., et al. (2015). Long-Term Outcomes of Early Intervention in 6-Year-Old Children With Autism Spectrum Disorder. *J Am Acad Child Adolesc Psychiatry, 54 (7),* 580-587. doi:10.1016/j.jaac.2015.04.005

Fazlioglu, Y., & Baran, G. (2008). A sensory integration therapy program on sensory problems for children with autism. *Percept Mot Skills, 106 (2),* 415-422. doi:10.2466/pms.106.2.415-422

Flippin, M., Reszka, S., & Watson, L. R. (2010). Effectiveness of the Picture Exchange Communication System (PECS) on communication and speech for children with autism spectrum disorders: a meta-analysis. *Am J Speech Lang Pathol, 19 (2),* 178-195. doi:10.1044/1058-0360(2010/09-0022)

Franklin, M. E., Sapyta, J., Freeman, J. B., et al. (2011). Cognitive behavior therapy augmentation of pharmacotherapy in pediatric obsessive-compulsive disorder: the Pediatric OCD Treatment Study II (POTS II) randomized controlled trial. *JAMA, 306 (11),* 1224-1232. doi:10.1001/jama.2011.1344

Gordon, K., Murin, M., Baykaner, O., et al. (2015). A randomised controlled trial of PEGASUS, a psychoeducational programme for young people with high-functioning autism spectrum disorder. *J Child Psychol Psychiatry, 56 (4),* 468-476. doi:10.1111/jcpp.12304

Green, J., Charman, T., McConachie, H., et al. (2010). Parent-mediated communication-focused treatment in children with autism (PACT): a randomised controlled trial. *Lancet, 375 (9732),* 2152-2160. doi:10.1016/S0140-6736(10)60587-9

Hall, W. D. (2006). How have the SSRI antidepressants affected suicide risk? *Lancet, 367 (9527),* 1959-1962. doi:10.1016/S0140-6736(06)68860-0

Happe, F., Ronald, A., & Plomin, R. (2006). Time to give up on a single explanation for autism. *Nat Neurosci, 9 (10),* 1218-1220. doi:10.1038/nn1770

Hollander, E., Chaplin, W., Soorya, L., et al. (2010). Divalproex sodium vs placebo for the treatment of irritability in children and adolescents with autism spectrum disorders. *Neuropsychopharmacology, 35 (4),* 990-998. doi:10.1038/npp.2009.202

Hollander, E., Phillips, A., Chaplin, W., et al. (2005). A placebo controlled crossover trial of liquid fluoxetine on repetitive behaviors in childhood and adolescent autism. *Neuropsychopharmacology, 30 (3),* 582-589. doi:10.1038/sj.npp.1300627

Hollander, E., Soorya, L., Chaplin, W., et al. (2012). A double-blind placebo-controlled trial of fluoxetine for repetitive behaviors and global severity in adult autism spectrum disorders. *Am J Psychiatry, 169 (3),* 292-299. doi:10.1176/appi.ajp.2011.10050764

Hollander, E., Soorya, L., Wasserman, S., et al. (2006). Divalproex sodium vs. placebo in the treatment of repetitive behaviours in autism spectrum disorder. *Int J Neuropsychopharmacol, 9 (2),* 209-213. doi:10.1017/S1461145705005791

Hollway, J. A., & Aman, M. G. (2011). Pharmacological treatment of sleep disturbance in developmental disabilities: a review of the literature. *Res Dev Disabil, 32 (3),* 939-962. doi:10.1016/j.ridd.2010.12.035

Kasari, C., Lawton, K., Shih, W., et al. (2014). Caregiver-mediated intervention for low-resourced preschoolers with autism: an RCT. *Pediatrics, 134 (1),* e72-79. doi:10.1542/peds.2013-3229

King, B. H., Hollander, E., Sikich, L., et al. (2009). Lack of efficacy of citalopram in children with autism spectrum disorders and high levels of repetitive behavior: citalopram ineffective in children with autism. *Arch Gen Psychiatry, 66 (6),* 583-590. doi:10.1001/archgenpsychiatry.2009.30

Krishnaswami, S., McPheeters, M. L., & Veenstra-Vanderweele, J. (2011). A systematic review of secretin for children with autism spectrum disorders. *Pediatrics, 127 (5),* e1322-1325. doi:10.1542/peds.2011-0428

Kuwabara, H., Kono, T., Shimada, T., et al. (2012). Factors affecting clinicians' decision as to whether to prescribe psychotropic medications or not in treatment of tic disorders. *Brain Dev, 34 (1),* 39-44. doi:10.1016/j.braindev.2011.01.003

Langworthy-Lam, K. S., Aman, M. G., & Van Bourgondien, M. E. (2002). Prevalence and patterns of use of psychoactive medicines in individuals with autism in the Autism Society of North Carolina. *J Child Adolesc Psychopharmacol, 12 (4),* 311-321. doi:10.1089/104454602762599853

Loo, C. Y., Graham, R. M., & Hughes, C. V. (2009). Behaviour guidance in dental treatment of patients with autism spectrum disorder. *Int J Paediatr Dent, 19 (6),* 390-398. doi:10.1111/j.1365-263X.2009.01011.x

Lord, C., Wagner, A., Rogers, S., et al. (2005). Challenges in evaluating psychosocial interventions for Autistic Spectrum Disorders. *J Autism Dev Disord, 35 (6),* 695-708; discussion 709-611. doi:10.1007/s10803-005-0017-6

Lovaas, O. I. (1987). Behavioral treatment and normal educational and intellectual functioning in young autistic children. *J Consult Clin Psychol, 55 (1),* 3-9.

March, J., Silva, S., Petrycki, S., et al. (2004). Fluoxetine, cognitive-behavioral therapy, and their combination for adolescents with depression: Treatment for Adolescents With Depression Study (TADS) randomized controlled trial. *JAMA, 292 (7),* 807-820. doi:10.1001/jama.292.7.807

Marcus, R. N., Owen, R., Kamen, L., et al. (2009). A placebo-controlled, fixed-dose study of aripiprazole in children and adolescents with irritability associated with autistic disorder. *J Am Acad Child Adolesc Psychiatry, 48 (11),* 1110-1119. doi:10.1097/CHI.0b013e3181b76658

McCracken, J. T., McGough, J., Shah, B., et al. (2002). Risperidone in children with autism and serious behavioral problems. *N Engl J Med, 347 (5),* 314-321. doi:10.1056/NEJMoa013171

McNaught, K. S., & Mink, J. W. (2011). Advances in understanding and treatment of Tourette syndrome. *Nat Rev Neurol, 7 (12),* 667-676. doi:10.1038/nrneurol.2011.167

McPheeters, M. L., Warren, Z., Sathe, N., et al. (2011). A systematic review of medical treatments for children with autism spectrum disorders. *Pediatrics, 127 (5),* e1312-1321. doi:10.1542/peds.2011-0427

Mesibov, G. B., & Shea, V. (2010). The TEACCH program in the era of evidence-based practice. *J Autism Dev Disord, 40 (5),* 570-579. doi:10.1007/s10803-009-0901-6

Mudford, O. C., Cross, B. A., Breen, S., et al. (2000). Auditory integration training for children with autism: no behavioral benefits detected. *Am J Ment Retard, 105 (2),* 118-129. doi:10.1352/0895-8017(2000)105<0118:AITFCW>2.0.CO;2

Myers, S. M., & Johnson, C. P. (2007). Management of children with autism spectrum disorders. *Pediatrics, 120 (5),* 1162-1182. doi:10.1542/peds.2007-2362

National Research Counsil. (2001). *Educating Children with Autism.* Washington, DC: National Academy Press.

Nikolov, R. N., Bearss, K. E., Lettinga, J., et al. (2009). Gastrointestinal symptoms in a sample of children with pervasive developmental disorders. *J Autism Dev Disord, 39 (3),* 405-413. doi:10.1007/s10803-008-0637-8

Owen, R., Sikich, L., Marcus, R. N., et al. (2009). Aripiprazole in the treatment of irritability in children and adolescents with autistic disorder. *Pediatrics, 124 (6),* 1533-1540. doi:10.1542/peds.2008-3782

Owens, J. A. (2009). Pharmacotherapy of pediatric insomnia. *J Am Acad Child Adolesc Psychiatry, 48 (2),* 99-107. doi:10.1097/CHI.0b013e3181930639

Ozonoff, S., & Cathcart, K. (1998). Effectiveness of a home program intervention for young children with autism. *J Autism Dev Disord, 28 (1)*, 25-32.

Panerai, S., Zingale, M., Trubia, G., et al. (2009). Special education versus inclusive education: the role of the TEACCH program. *J Autism Dev Disord, 39 (6)*, 874-882. doi:10.1007/s10803-009-0696-5

Pickles, A., Le Couteur, A., Leadbitter, K., et al. (2016). Parent-mediated social communication therapy for young children with autism (PACT): long-term follow-up of a randomised controlled trial. *Lancet, 388 (10059)*, 2501-2509. doi:10.1016/S0140-6736(16)31229-6

Probst, P., & Leppert, T. (2008). Brief report: outcomes of a teacher training program for autism spectrum disorders. *J Autism Dev Disord, 38 (9)*, 1791-1796. doi:10.1007/s10803-008-0561-y

Research Units on Pediatric Psychopharmacology Autism, N. (2005). Randomized, controlled, crossover trial of methylphenidate in pervasive developmental disorders with hyperactivity. *Arch Gen Psychiatry, 62 (11)*, 1266-1274. doi:10.1001/archpsyc.62.11.1266

Rogers, S. J., Estes, A., Lord, C., et al. (2012). Effects of a brief Early Start Denver model (ESDM)-based parent intervention on toddlers at risk for autism spectrum disorders: a randomized controlled trial. *J Am Acad Child Adolesc Psychiatry, 51 (10)*, 1052-1065. doi:10.1016/j.jaac.2012.08.003

Rogers, S. J., Hayden, D., Hepburn, S., et al. (2006). Teaching young nonverbal children with autism useful speech: a pilot study of the Denver Model and PROMPT interventions. *J Autism Dev Disord, 36 (8)*, 1007-1024. doi:10.1007/s10803-006-0142-x

Rogers, S. J., Hepburn, S., & Wehner, E. (2003). Parent reports of sensory symptoms in toddlers with autism and those with other developmental disorders. *J Autism Dev Disord, 33 (6)*, 631-642.

Rosenberg, R. E., Mandell, D. S., Farmer, J. E., et al. (2010). Psychotropic medication use among children with autism spectrum disorders enrolled in a national registry, 2007-2008. *J Autism Dev Disord, 40 (3)*, 342-351. doi:10.1007/s10803-009-0878-1

Sankar, R. (2004). Initial treatment of epilepsy with antiepileptic drugs: pediatric issues. *Neurology, 63 (10 Suppl 4)*, S30-39.

Scahill, L., McCracken, J. T., King, B. H., et al. (2015). Extended-Release Guanfacine for Hyperactivity in Children With Autism Spectrum Disorder. *Am J Psychiatry, 172 (12)*, 1197-1206. doi:10.1176/appi.ajp.2015.15010055

Scahill, L., McDougle, C. J., Aman, M. G., et al. (2012). Effects of risperidone and parent training on adaptive functioning in children with pervasive developmental disorders and serious behavioral problems. *J Am Acad Child Adolesc Psychiatry, 51 (2)*, 136-146. doi:10.1016/j.jaac.2011.11.010

Shea, S., Turgay, A., Carroll, A., et al. (2004). Risperidone in the treatment of disruptive behavioral symptoms in children with autistic and other pervasive developmental disorders. *Pediatrics, 114 (5)*, e634-641. doi:10.1542/peds.2003-0264-F

Smith, T., Groen, A. D., & Wynn, J. W. (2000). Randomized trial of intensive early intervention for children with pervasive developmental disorder. *Am J Ment Retard, 105 (4)*, 269-285. doi:10.1352/0895-8017(2000)105<0269:RTOIEI>2.0.CO;2

Sofronoff, K., Attwood, T., & Hinton, S. (2005). A randomised controlled trial of a CBT intervention for anxiety in children with Asperger syndrome. *J Child Psychol Psychiatry, 46 (11)*, 1152-1160. doi:10.1111/j.1469-7610.2005.00411.x

Sofronoff, K., Attwood, T., Hinton, S., et al. (2007). A randomized controlled trial of a cognitive behavioural intervention for anger management in children diagnosed with Asperger syndrome. *J Autism Dev Disord, 37 (7)*, 1203-1214. doi:10.1007/s10803-006-0262-3

van der Meer, J. M., Harfterkamp, M., van de Loo-Neus, G., et al. (2013). A randomized, double-blind comparison of atomoxetine and placebo on response inhibition and interference control in children and adolescents with autism spectrum disorder and comorbid attention-deficit/hyperactivity disorder symptoms. *J Clin Psychopharmacol, 33 (6),* 824-827. doi:10.1097/JCP.0b013e31829c764f

Walkup, J. T., Albano, A. M., Piacentini, J., et al. (2008). Cognitive behavioral therapy, sertraline, or a combination in childhood anxiety. *N Engl J Med, 359 (26),* 2753-2766. doi:10.1056/NEJMoa0804633

Warren, Z., Veenstra-VanderWeele, J., Stone, W., et al. (2011) *Therapies for Children With Autism Spectrum Disorders.* Rockville (MD).

Watanabe, T., Abe, O., Kuwabara, H., et al. (2014). Mitigation of sociocommunicational deficits of autism through oxytocin-induced recovery of medial prefrontal activity: a randomized trial. *JAMA Psychiatry, 71 (2),* 166-175. doi:10.1001/jamapsychiatry.2013.3181

Watanabe, T., Kuroda, M., Kuwabara, H., et al. (2015). Clinical and neural effects of six-week administration of oxytocin on core symptoms of autism. *Brain, 138 (Pt 11),* 3400-3412. doi:10.1093/brain/awv249

Yamasue, H. (2015). Using endophenotypes to examine molecules related to candidate genes as novel therapeutics: The "endophenotype-associated surrogate endpoint (EASE)" concept. *Neurosci Res, 99,* 1-7. doi:10.1016/j.neures.2015.05.007

Yatawara, C. J., Einfeld, S. L., Hickie, I. B., et al. (2016). The effect of oxytocin nasal spray on social interaction deficits observed in young children with autism: a randomized clinical crossover trial. *Mol Psychiatry, 21 (9),* 1225-1231. doi:10.1038/mp.2015.162

Yoder, P. J., & Lieberman, R. G. (2010). Brief Report: Randomized test of the efficacy of picture exchange communication system on highly generalized picture exchanges in children with ASD. *J Autism Dev Disord, 40 (5),* 629-632. doi:10.1007/s10803-009-0897-y

第4章

Baron-Cohen, S., Leslie, A. M., & Frith, U. (1985). Does the autistic child have a "theory of mind"? *Cognition, 21 (1),* 37-46.

Bearss, K., Johnson, C., Smith, T., et al. (2015). Effect of parent training vs parent education on behavioral problems in children with autism spectrum disorder: a randomized clinical trial. *JAMA, 313 (15),* 1524-1533. doi:10.1001/jama.2015.3150

Brugha, T. S., McManus, S., Bankart, J., et al. (2011). Epidemiology of autism spectrum disorders in adults in the community in England. *Arch Gen Psychiatry, 68 (5),* 459-465. doi:10.1001/archgenpsychiatry.2011.38

Clark, D. A. (1995). Perceived limitations of standard cognitive therapy: A consideration of efforts to revise Beck's theory and therapy. *Journal of Cognitive Psychotherapy, 9 (3),* 153-172.

Clement, S., Brohan, E., Jeffery, D., et al. (2012). Development and psychometric properties the Barriers to Access to Care Evaluation scale (BACE) related to people with mental ill health. *BMC Psychiatry, 12,* 36. doi:10.1186/1471-244X-12-36

Corrigan, P. W., & Miller, F. E. (2004). Shame, blame, and contamination: A review of the impact of mental illness stigma on family members. *Journal of Mental Health, 13 (6),* 537-548.

Farrugia, D. (2009). Exploring stigma: medical knowledge and the stigmatisation of parents of children diagnosed with autism spectrum disorder. *Sociol Health Illn, 31 (7),* 1011-1027. doi:10.1111/j.1467-9566.2009.01174.x

Gillespie-Lynch, K., Brooks, P. J., Someki, F., et al. (2015). Changing College Students' Conceptions of Autism: An Online Training to Increase Knowledge and Decrease Stigma. *J*

Autism Dev Disord, 45 (8), 2553-2566. doi:10.1007/s10803-015-2422-9
Goffman, E. (1963). *Stigma: Notes on the management of spoiled identity.* Englewood Cliffs, NJ: Prentice-Hall.
Gordon, K., Murin, M., Baykaner, O., et al. (2015). A randomised controlled trial of PEGASUS, a psychoeducational programme for young people with high-functioning autism spectrum disorder. *J Child Psychol Psychiatry, 56 (4),* 468-476. doi:10.1111/jcpp.12304
Hanisch, S. E., Twomey, C. D., Szeto, A. C., et al. (2016). The effectiveness of interventions targeting the stigma of mental illness at the workplace: a systematic review. *BMC Psychiatry, 16,* 1. doi:10.1186/s12888-015-0706-4
Happe, F., & Frith, U. (2006). The weak coherence account: detail-focused cognitive style in autism spectrum disorders. *J Autism Dev Disord, 36 (1),* 5-25. doi:10.1007/s10803-005-0039-0
Hill, E. L., & Berthoz, S. (2006). Response to "Letter to the Editor: The overlap between alexithymia and Asperger's syndrome", Fitzgerald and Bellgrove, Journal of Autism and Developmental Disorders, 36(4). *J Autism Dev Disord, 36 (8),* 1143-1145. doi:10.1007/s10803-006-0287-7
Hopkins, K., Crosland, P., Elliott, N., et al. (2015). Diagnosis and management of depression in children and young people: summary of updated NICE guidance. *BMJ, 350,* h824. doi:10.1136/bmj.h824
Hull, L., Mandy, W., Lai, M. C., et al. (2019). Development and Validation of the Camouflaging Autistic Traits Questionnaire (CAT-Q). *J Autism Dev Disord, 49 (3),* 819-833. doi:10.1007/s10803-018-3792-6
Kanner, L. (1943). Autistic disturbances of affective contact. *Nervous child, 2 (3),* 217-250.
Kendall, T., Megnin-Viggars, O., Gould, N., et al. (2013). Management of autism in children and young people: summary of NICE and SCIE guidance. *BMJ, 347,* f4865. doi:10.1136/bmj.f4865
Lai, M. C., Lombardo, M. V., & Baron-Cohen, S. (2014). Autism. *Lancet, 383 (9920),* 896-910. doi:10.1016/S0140-6736(13)61539-1
Laugeson, E. A., Frankel, F., Gantman, A., et al. (2012). Evidence-based social skills training for adolescents with autism spectrum disorders: the UCLA PEERS program. *J Autism Dev Disord, 42 (6),* 1025-1036. doi:10.1007/s10803-011-1339-1
Mason, D., McConachie, H., Garland, D., et al. (2018). Predictors of quality of life for autistic adults. *Autism Res, 11 (8),* 1138-1147. doi:10.1002/aur.1965
Nussey, C., Pistrang, N., & Murphy, T. (2013). How does psychoeducation help? A review of the effects of providing information about Tourette syndrome and attention-deficit/hyperactivity disorder. *Child Care Health Dev, 39 (5),* 617-627. doi:10.1111/cch.12039
Obeid, R., Daou, N., DeNigris, D., et al. (2015). A Cross-Cultural Comparison of Knowledge and Stigma Associated with Autism Spectrum Disorder Among College Students in Lebanon and the United States. *J Autism Dev Disord, 45 (11),* 3520-3536. doi:10.1007/s10803-015-2499-1
Pilling, S., Baron-Cohen, S., Megnin-Viggars, O., et al. (2012). Recognition, referral, diagnosis, and management of adults with autism: summary of NICE guidance. *BMJ, 344,* e4082. doi:10.1136/bmj.e4082
Pilling, S., Mayo-Wilson, E., Mavranezouli, I., et al. (2013). Recognition, assessment and treatment of social anxiety disorder: summary of NICE guidance. *BMJ, 346,* f2541. doi:10.1136/bmj.f2541
Ruiz Calzada, L., Pistrang, N., & Mandy, W. P. (2012). High-functioning autism and Asperger's disorder: utility and meaning for families. *J Autism Dev Disord, 42 (2),* 230-243. doi:10.1007/s10803-011-1238-5

Scahill, L., McDougle, C. J., Aman, M. G., et al. (2012). Effects of risperidone and parent training on adaptive functioning in children with pervasive developmental disorders and serious behavioral problems. *J Am Acad Child Adolesc Psychiatry, 51 (2),* 136-146. doi:10.1016/j.jaac.2011.11.010

Sofronoff, K., Attwood, T., & Hinton, S. (2005). A randomised controlled trial of a CBT intervention for anxiety in children with Asperger syndrome. *J Child Psychol Psychiatry, 46 (11),* 1152-1160. doi:10.1111/j.1469-7610.2005.00411.x

Sofronoff, K., Attwood, T., Hinton, S., et al. (2007). A randomized controlled trial of a cognitive behavioural intervention for anger management in children diagnosed with Asperger syndrome. *J Autism Dev Disord, 37 (7),* 1203-1214. doi:10.1007/s10803-006-0262-3

Someki, F., Torii, M., Brooks, P. J., et al. (2018). Stigma associated with autism among college students in Japan and the United States: An online training study. *Res Dev Disabil, 76,* 88-98. doi:10.1016/j.ridd.2018.02.016

Stefl, M. E., & Prosperi, D. C. (1985). Barriers to mental health service utilization. *Community Ment Health J, 21 (3),* 167-178. doi:10.1007/BF00754732

Storch, E. A., Sulkowski, M. L., Nadeau, J., et al. (2013). The phenomenology and clinical correlates of suicidal thoughts and behaviors in youth with autism spectrum disorders. *J Autism Dev Disord, 43 (10),* 2450-2459. doi:10.1007/s10803-013-1795-x

van Beljouw, I., Verhaak, P., Prins, M., et al. (2010). Reasons and determinants for not receiving treatment for common mental disorders. *Psychiatr Serv, 61 (3),* 250-257. doi:10.1176/ps.2010.61.3.250

Vogel, D. L., Wade, N. G., & Haake, S. (2006). Measuring the self-stigma associated with seeking psychological help. *Journal of Counseling Psychology, 53 (3),* 325-337.

Weiss, J. A., Wingsiong, A., & Lunsky, Y. (2014). Defining crisis in families of individuals with autism spectrum disorders. *Autism, 18 (8),* 985-995. doi:10.1177/1362361313508024

White, S. W., Oswald, D., Ollendick, T., et al. (2009). Anxiety in children and adolescents with autism spectrum disorders. *Clin Psychol Rev, 29 (3),* 216-229. doi:10.1016/j.cpr.2009.01.003

Yap, M. B., Wright, A., & Jorm, A. F. (2011). The influence of stigma on young people's help-seeking intentions and beliefs about the helpfulness of various sources of help. *Soc Psychiatry Psychiatr Epidemiol, 46 (12),* 1257-1265. doi:10.1007/s00127-010-0300-5

大島郁葉，杉山 崇，清水栄司（2015）複合的な心的外傷体験を主訴とする高機能自閉スペクトラム症の成人に対して認知行動療法およびスキーマ療法を導入した事例．認知療法研究 8(2), 270-280.

第2部
実践編

大島郁葉

目　次

第1章
ACATの構造と内容

1——— ACATの適用範囲

「ASDに気づいてケアするプログラム（Aware and care for my autistic traits : ACAT）」は，認知行動療法（Cognitive behavior therapy : CBT）を使用した，思春期以降のASD児・者およびその家族のための心理教育プログラムである。これまでASDの心理教育に関する一貫したガイドラインは存在しないが，ACATはCBTを用いているため，CBTの適用範囲に準拠している。その適用範囲が表❶である。ACATは現在までランダム化比較試験［注1］を行っている。臨床研究においてはその性質上，明確な試験参加基準を設定していたが，臨床用途のために，適用の範囲をある程度広げた。それが表❶の右側部分である。この臨床用のACATの適用範囲はあくまで参考であるため，セラピストはこの適応範囲を参考にして，その時々の状況に合わせ，適宜判断してほしい。

2——— ACATのプログラム内容と構造

ACATの治療構造は，第1部第4章に記載している（pp.47～48）。本章では，ACATの各セッションの内容についてそれぞれ概説する。なお，CBTを遂行するにあたって必要なセラピストのスキルについては第2章で述べる。ACATのスケジュールは，研究用は1回100分，プレセッションのあとに全6回のプログラムがあり，その後，約1カ月後にフォローアップセッションがある。1回で100分をかけるのは比較的長いセッションとなるため，ASD児・者の年齢や特徴によっては，1～2回程度，5～10分程度の休憩を適宜はさむとよい。臨床用においては，1回100分，全6回（プレ・フォローアップセッション含み8回）

［注1］「児童思春期の高機能自閉スペクトラム症者および家族に対する認知行動療法を用いた心理教育プログラム「ASDに気づいてケアするプログラム（Aware and Care for my AS Traits : ACAT）」の開発と効果についての検証（通常診療群を対照とし，併用群の有効性に関するランダム化比較試験）」（UMIN試験ID：UMIN000029851）

表❶　ACATの適応範囲（研究用・臨床用）

項　目	研究用	臨床用（推奨）
対象年齢	10～17歳	小学校高学年から成人
IQ	• WISC/WAISによる言語性知能が90以上あること	• 問わないが，CBTの適応という意味において，IQは80以上が望ましい（IQ80以下の場合は，違う形での支援のほうが適しているかもしれない）
適応	• 中程度の社会的不適応以上（SDQを使用）	• 社会的・心理的不適応，ともに適応可能 • 不適応の強さは問わない
参加者の条件	• ASDの診断・告知のあること • ADI-R/ADOS-2のいずれかのカットオフ値を超えていること • 通院精神療法を受けていること • ASDが主診断であるならば，併存疾患があってもよい	• ASDの診断・告知のあること • ASDが主診断であるならば，併存疾患があってもよい
参加保護者の条件	• 精神疾患を有していないこと • 患者と同居していること	• 条件は問わないが，精神疾患などの問題がある場合は望ましくない（その場合には子どもへの介入と同時に，保護者個人への何らかの個別性に沿った支援が必要であるため）
参加形態	• 患者および保護者1名 • 他の家族の見学は1名まで可 • 通院精神療法を受けている	• 患者および保護者の2名が望ましいが，希望によって複数の保護者でもよい • 患者1名でもよい • 保護者のみの参加でもよい

という回数にこだわる必要はない。クリニカル・シチュエーションに応じて，週1回50分で12～15回など，ASD児・者の理解度，モチベーションに合わせ，セラピストが回数や時間をマネジメントすることを推奨したい。ACATのスケジュールの構造について，表❷に示す。なお，表❸には，ACATの各セッションの概要を記載した。

以下に，各回において施行する内容を概説する。

1 プレセッション

プレセッション（事前面接）の主な目的は，①ACATの目的を明確に伝えること，②ASDと，ASDに併存しやすいADHDについて，おおよその理解を促すこと，③アセスメント検査の結果を共有することで，自分のASDの症状の特

表❷　ACATのスケジュール（研究用・臨床用）

項　目	研究用	臨床用（推奨）
1回のセッション時間	100分（休憩をはさむ）	30分，50分，100分と適宜シチュエーションに合わせる
毎セッションの間隔	週1回	状況に合わせて，週1～2週間に1回程度が望ましい
セッション全体の回数	全6回 プレセッション・フォローアップセッション含め，全8回	研究用と同じ回数（全8回）～20回程度が望ましい／患者の理解度に合わせてペース配分を行うとよい
ACATの介入の評価	患者と保護者双方に，ACAT開始前，開始後（6回目），フォローアップ時の3回において同一の評定尺度による評価を行う	その患者と保護者に見合った評価尺度を用意し，ACAT開始前，開始後で同一の評価を行う
セッション方法	対面方式（親子・セラピストの3名）	対面方式でもオンライン方式でも可

徴について知ってもらうこと，④ASD児・者の「困ったこと（社会的・心理的不適応）」について，本人および保護者から聴取する，といったものである。

プレセッションでは，ACATを施行するために事前に，ないしは以前に行ったASDに関するアセスメント検査の結果の内容を共有するだけではなく，その結果をある程度まとめて視覚化して表に書き込む。それによって，ASD児・者に特徴的なASDについて外在化し，自分のASDの特徴について理解を促す。さらには，今後のACATで扱う社会的・心理的不適応にある程度あたりをつけ，それがどのようになったらよいのか展望を聞く。それによって，ASD児・者および保護者の社会的・心理的不適応に対する現状の構えと展望をセラピストが把握することも，大事な目的のひとつとしている。

ACATのプレセッションは上記の構造であり，いわゆる「インテーク面接（初回面接）」には該当しない。プレセッションとは別に，ACATが本ASD児・者および保護者に適しているかどうか判別するためにも，標準的なインテーク面接を行うことが望ましい。

2 第1回

第1回目には，ACATで行うほぼすべての心理教育が含まれている。具体的には，①適応・不適応の心理教育，②CBT・認知行動モデルについての心理教育，③「ASDの特性」についての心理教育，である。これらすべてを100分以内に行うのは，かなり難しいだろう。そのため，必要に応じて，第1回目の内容をある程度，第2回目に振り替えてもかまわない。なお，これらの心理教育

表❸　ACATプログラムの内容

CBTセッション	各セッションの内容	必要なCBTの技法	
プレセッション	心理アセスメント検査の結果を共有する ASD/ADHDについて知る ACATの目的について知る 現在の問題について整理する	モニタリング 外在化	問題に気づく↓
第1回	適応とは何かを知る CBTについて知る 「ASDの特性」と不適応の関連性を理解する 「ASDの特性」について理解する	モニタリング 外在化	問題のからくりを知る↓
第2回	「ASDの特性」の「強み」と「弱み」を理解する 「ASDの特性」と不適応の関連性を認知行動モデルにもとづき理解する	モニタリング 外在化 事例概念化	問題のケアをする↓
第3回	「ASDの特性」に名前を付ける 「ASDの特性」と不適応の関連性を認知行動モデルにもとづき理解する	モニタリング 外在化 事例概念化	
第4回	認知行動モデルでの事例概念化を行い，不適応のパターンをつかむ	事例概念化	
第5回	認知行動モデルにもとづき対処方法（認知的・行動的変容：合理的配慮）の計画を立て，実行する	問題解決法	
第6回	認知行動モデルにもとづき対処方法（認知的・行動的変容：合理的配慮）の計画を立て，実行する これまでのまとめを行う	問題解決法	
フォローアップ	ACATで何を行ってきたかを復習する 今後の対処方略のパターンを書き出し，セッション終了後の対処についての見通しを立てる	モニタリング 事例概念化 問題解決法	

はある程度，抽象的な説明にとどまっているため，1つの単元の心理教育ごとに，患者に沿った具体例を挙げていき，具体的に理解を促していくことが望ましい。もし回数に制限のない形でACATを施行する場合は，第1回目においては，1～3回程度に分けて行うことが望ましいと言える。

第1回目のホームワークは，特性についての自己評価である。これは，現在，患者とその保護者がどの程度，患者の「ASDの特性」をモニターできているかの材料になるであろう。セラピストもこの第1回目においては，自らもホームワークとして患者の「ASDの特性」についての評価を記載する。このホームワークは，第2回目において，患者，セラピスト，保護者の三者がそれぞれ行った評価を突き合わせ，ディスカッションを行うことで，患者自身の「ASDの特性」に対するメタ認知を促すことを狙いとしている。

3 第2回

第1回目を終えた患者と保護者は，適応と不適応，CBT，「ASDの特性」について，ある程度「頭で」理解しているはずである。第2回目は，第1回目で紹介した「ASDの特性」をヒントとして，そのなかでも患者に特徴的な「ASDの特性」について，ディスカッションを行う。ディスカッションの具体的内容としては，本人の「ASDの特性」について，両価的な認知をもつことを目的として，その特性の「強み」および「弱み」の両側面をそれぞれ整理する。これは，無理に「ASDの特性」をポジティブに捉えることを目的とするのではなく，あくまで両価的に評価することで，自分の「ASDの特性」に対して「強み」があるのだと認識し，「ASDの特性」に対する「弱み」もあることに直面し，その事実を受容することを目的とする。

第2回目のもうひとつのテーマは，「ASDの特性」を内包した認知行動モデルを使用して，患者自身の不適応（困ったこと）を書き出すことで外在化し，その不適応のプロセスを見ていくということである。これには基礎的なCBTのアセスメントスキル，および患者の「ASDの特性」と不適応の体験との相互作用を理解する力が必要になるであろう。

4 第3回

第3回目の主な目的は，「ASDの特性」の一般的知識にもとづいて，本人のものとしてカスタムした「ASDの特性」の概念を形成することである。そのために，ACATで紹介した「ASDの特性」を必要に応じて重ね合わせて，本人らしい「ASDの特性」として概念づけするために「名前（ニックネーム）」を付ける。ニックネームは，その人が自身の「ASDの特性」の概念化を助ける名称であれば，いかなるものでも構わない。その一方で，ネガティブな名前にしてしまうと，「『ASDの特性』＝弱みである」というイメージが固まってしまう恐れがあることから，セラピストはネガティブではない名前を患者に付けてもらえるように努力したほうがよい。

また，第3回目においても，「ASDの特性」を内包した認知行動モデルを使用して，患者自身の不適応（困ったこと）を書き出すことで外在化し，その不適応のプロセスを見ていくことを，第2回目と同様に行う。ホームワークを含め何度も繰り返し外在化することで，患者が日常生活で自分の「ASDの特性」に「気づける」ようにセラピストは支援する。

5 第4回

第4回目の主な目的は，患者の「ASDの特性」にもとづく個別の不適応の体験を，一連のパターンとして，「ACATで用いる認知行動モデル」を使用して概念化することである。事例概念化（ケースフォーミュレーション）を行うためには，ある程度セラピストが主導する形で，患者に丁寧に確認をしながら取りまとめていく必要がある。このように事例概念化を行うことによって，患者が自分の不適応のパターンを認識することを支援する。

ホームワークでは，第4回目のワークで作成した概念化（この場合は，不適応のパターン）が，個別の体験に確かに当てはまるかを評価してもらう。もし，事例概念化が日常生活における不適応の実体験と違っていたならば，第5回目で，事例概念化を微調整する必要がある。

6 第5回

第1～4回目までは，CBTの構造としては，「ASDの特性」に関する「アセスメント」「問題の理解」「事例概念化」を順次行っていくことになる。第5回目からは，「(認知的・行動的）介入」に入る。CBTは他の心理療法と比較して早めに介入に入るが，ACATは患者の「問題に気づきにくい」という特性に配慮し，心理教育や認知行動モデルで不適応を視覚化していく「問題の理解」に回数を多く割いた治療構造としている。逆に言えば，「問題の理解」が済んでいない患者には，やみくもに介入を行うべきではない。というのも，「問題の理解」がないと，患者のどの不適応に何をもって介入してよいかという指針がなくなり，セラピストの当て推量の対処（支援）計画になってしまう算段が高いからである。目の前の患者の「問題の理解」をすることは，セラピストにとっても難しい。セラピストはつい理解したつもりになりがちだが，思い込みを避けるためにも協同的に「問題の理解」を進めていく必要がある。

不適応の対処においては，「自分でできる工夫（認知的・行動的対処)」と「周りの人からの配慮（合理的配慮を受ける)」について，それぞれ対処計画を考える。どのような工夫や配慮があると適応が上がるかについて，患者とセラピストは協同で考え，具体的な自動思考や行動のレベルで対処計画を作成していく。その対処計画の実行がホームワークとなるため，実際に次回までに実行可能な状況を選択し，実行可能性の高い，基礎的な対処計画を作ることが鍵となる。ACATの回数を限定しない場合は，1回で対処計画を作り終える必要はない。2～3回をかけて丁寧に，詳細な具体的な対処計画を構築するほうが，実行計画のシミュレーションを何度も繰り返すことになり，患者にとっては新たな行動形成の「イメージ曝露」にもつながり，実行可能性が高まるという利点がある。

7 第6回

第6回目の主な目的は，患者の不適応の体験に関連する「ASDの特性」をおさらいすることである。そのうえで，事例概念化でも扱ったような代表的な「ASDの特性」について，その「強み」および「弱み」を再確認し，それに見合った対処方略を書き出し，今後の「ASDの特性」に対する対処，生活のなかでの利用の仕方などの総まとめを行う。第6回目では新しい情報や試みを組み込むというよりも，これまで扱ってきたものを中心に「復習」を行い，新しい行動の定着を狙うことを目的とする。

同時に，第5回目のホームワークについては，対処計画を作ったなかで，実際に実行できたところ／できなかったところを確認する。もしできなかったことがあれば，その理由を明確にし，さらに計画を練り直す必要があるだろう。また，新しい対処計画がすんなりできた場合は，事例概念化のレベルで，同じテーマの不適応において，違う状況においても再び対処計画を練り，実行してもらうことが望ましい。というのも，実際の問題解決をすることはもちろんのこと，「問題解決の実践」という対処スキルのエクササイズになりうるからである。第5回目のホームワークの確認は，フォローアップ面接にて行う。

8 フォローアップ

フォローアップセッションの主な目的は，「ASDの特性」の自己理解にもとづく対処および配慮が継続できているかを確認することである。継続できている場合は，それを賞賛し，どのような認知的・行動的対処ないしは配慮なら効果がありそうかディスカッションを行う。もし対処が継続できていない場合には，どこに要因があるのかを見定め，その要因がCBTに適応するかしないかをセラピストは判断する必要がある。適応する場合は，ブースターセッションとしてCBTをもう少し継続するほうが望ましいであろう。また，CBTの適応が難しい問題があれば，他の支援方法を提案することが望ましい。

フォローアップの時期になると，ACATを開始する前に比べ，患者の「ASDの特性」に対する自己理解にもとづく認知的・行動的対処が増え，ある程度，心理的・社会的不適応が改善している可能性がある。そのためセラピストは患者に，ACATを開始してからどのような変化があったかを聞き，その労力や努力をねぎらい，その変化において助けとなった患者の強み（この場合は「ASDの特性」以外の強みも含めて）を評価し，獲得したスキルを使いつづけるように励ます。

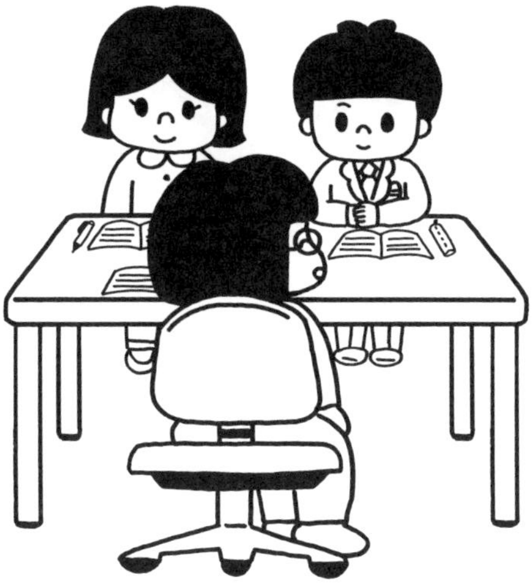

図❶　実施方法①——対面式

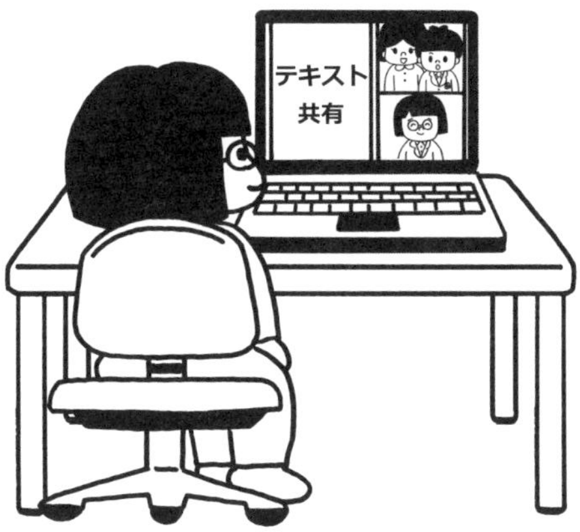

図❷　実施方法②——オンライン式

第2章
セラピストに求められること

1 ―― ACATを始める前に

セラピストは，第1部第4章に書かれているACATの理論背景や目的，第2部第1章に書かれている適用範囲や治療構造を理解したうえでACATを開始することが望ましい。本章では，ACATを開始するにあたり，セラピストが最低限もつべきCBTのスキルや，患者に対して事前に確認しておくべき事項について述べる。本書はACATの実践ができるようなガイドブックとなっているが，ACATに限らず，CBTをはじめとするさまざまな心理療法の技術の習得には，座学以外にも演習が必要である。そのため，筆者らは年に1回以上，ACATの実践者向け研修会を実施することにしている[注1]。ACATのセラピストになるにあたっては，本書を「マニュアル」として熟読してもらうことに加え，ACATの実践者向け研修会で実習を積むことを勧めたい。本章では，ACATを開始する前から終わるまでにセラピストが最低限なすべきことについて，事例を交えて詳述する。

[1] 患者にASDの診断と説明を受けているかを確認する

ASD児・者の支援を行う前提として，患者がASDの診断と告知を受けていることは重要であると考える。なぜなら，多くの人は，ASDの診断を受けることで，ASDをもつ自己について，ネガティブな側面もあるが，ポジティブな側面もあるというアイデンティティを再構築できるからだ（Mogensen & Mason, 2015）。しかし，国内においてASDの正確なアセスメントにもとづく診断が可能な医療機関はまだ乏しい。ここに具体例をあげる。たとえば，患者やその保護者がASDを疑い，児童精神科や精神科などの医療機関を受診したとしよう。受診するのにも相当な覚悟が必要であったかもしれないし，予約がなかなか取

[注1] ACATの実践者向け研修会は，千葉大学子どものこころの発達教育研究センターにて実施している。詳細はホームページ（m.chiba-u.ac.jp/class/rccmd/）を参照のこと。

れなかったかもしれない。それでも一生懸命に事前情報を調べ，ここなら信頼できるかも……という淡い望みを抱いて来院したかもしれない。そのときに，ASDのアセスメントに特化しているとは言えない知能検査のみを施行されたとする。もちろん，知能検査を受けた当の本人と保護者は，ASDに特化した専門性の高い検査を受けていると信じるだろう。その結果をもって，「あなたはグレーゾーンですね」と主治医や他の医療者から言われたとしよう。その人や保護者はどう思うだろうか。おそらく……

「そうか，私は（この子は）ASDとまでは言えないのか」
「じゃあ，普通に暮らしていていいのだ」

……と考え，ほっとするであろう。逆に，もしかしたら，本当はASDの診断基準を満たしていたならば，と考えてみよう。その患者や保護者は，「グレーゾーン」と言われたことで，自身のASDについて知ったり，ASDである自分はそうでない人とどのように違うのかを考えたり，自分にとってはどのような支援が必要かを模索したり相談したりする機会を失う可能性が高い。実際の臨床場面では，特に成人期の患者は，実は幼少期のどこかで「グレーゾーン」や「ASDの傾向がある（が，診断には至らない）」と言われていた場合が少なくない。彼らは自分たちがASDを疑っていたこと自体をも忘れてしまうであろう。

しかし，本当はASDの診断基準を満たしていたら，彼らはどのようになっていくのか。人によっては，「ASDの特性」ゆえの慢性的な不適応（日常生活における困ったこと）から起こる二次的な精神疾患（うつ病や不安症など）から逃れられず，いよいよ身動きが取れなくなって精神科を再受診するかもしれない。そのときに，やっとのことでASDの診断にたどりつく場合もあるが，残念なことに，二次的な精神疾患の診断のみにとどまり，いわゆる「難治例」などと言われてしまう場合もあるだろう。

この例に挙げたように，初動の医学的診断が残念ながら不正確であるという実情があることは，ASD児・者，およびその家族の自己理解の機会を奪うばかりでなく，自ら支援を要請する機会をも奪う。その結果，発達の早期から彼／彼女らのクオリティ・オブ・ライフ（自分が幸せに人生を送れていると感じること）を低めてしまうことが懸念される。特に，自主的な活動や対人的接触が増える思春期以降に，支援を受けていないASD児・者は，自己と他者の違いが自己評価を低めることも報告されている（Mogensen & Mason, 2015）。このようなことを避けるためにも，医療者・支援者は，ASDの診断においては，「『無根拠に』診断を『しない』」ということは，当然，避けるべきである。「無根拠に」とは，コンセンサスが十分な体系的診断基準，あるいは後述するアセスメント検査などの標準的な手続きを実施せず，さらには，幼少期のASDに特異的なエピソードを保護者などから積極的に得ることもせず，単に「会話が自然であった」「視線が合った」「流行の服を着て，友達もいると本人が言っている」ということを，ASDを否定する根拠にすることを指す。「無根拠に」診断を「しない」というのは，本人の訴える事象がASDらしいという理由から，「グレーゾーン」という，何を意味しているのか（ないしは言葉はあれど，存在が不確かな）不明瞭な言葉などによって，せっかく診察室に訪れたASD児・者の診断の機会を逃してしまうことを指す。診断の機会を逃すということは，患者やその保護者にとって，ASDを理解し，ASDをもつというアイデンティティを構築する機会を逃すことを意味する。

一方で，「ASDの特性」はあるが，ASDの診断基準を満たしていない場合がある。その場合は，もちろんASDの診断には至らない。こういった場合も医療者は「グレーゾーン」と，患者に伝えているかもしれない。本書では「グレーゾーン」の意義について掘り下げて検討することはしないが，「グレーゾーン」と言われた多くの患者は，診断の機会を逃す危険性があるということを述べておきたい。

現在まで実施中のACATのランダム化比較試験においては，上述したASDに対する診断の不確かな現状を踏まえ，ACATに参加を希望するASD児・者が，明確なASD診断を得ていない場合には，医療機関において「ASDである」という診断を受けてくることを参加の基準のひとつとした。その理由として，ACATは，ASDを認知・行動に働きかけるためのキーワードにしており，本人が積極的な支援が必要であることを自覚し，周囲も明確に積極的支援の必要性を共有していることを前提に，プログラムが構成されているからである。

ASD傾向のあることと，ASDと診断をされることは，違う意味合いをもつ。前者は，日常生活において支援を得ることが必ずしも必要としないのに対し，後者は，医療，教育，福祉の各分野において，症状の治療，特別支援教育，環境調整（合理的配慮を含む）など，積極的な支援を必要とする。ACATは，このような積極的な支援を実現していく一助になりうる。そうなるためには，ASDと明確に診断されていることと，診断があることを本人が知っていることがまずは前提となる。そのことをセラピストは患者と保護者に伝え，診断について主治医と率直に話し合うことを推奨する。そのうえで，もし診断名がつかなかった場合には，患者本人および保護者が希望すれば，「ASDの傾向はあるが診断には至らなかった。現状，『ASDの特性』からくる日常的な不適応はない。それでも『ASDの特性』の自己理解と，特性からくる不適応の予防を目的として，ACATを施行すること」は十分に可能である。

2 本人が告知を受けていることを保護者または本人に確認する

ASD児・者において，特に子どもにおいては，ASDであるという診断を得ることと，自分がASDであると告知を受けることは一般的に区別されている。多くの場合は保護者のみに，子どもがASDであるという説明をしており，ASD児・者自身は，自分がASDであると知らない。告知のタイミングは本人が他者との違和感をもつ頃とされているが，何らかの要因で告知が長期間なされない場合がある。このようにある一定の年齢を超えたASD児・者が「ASDという告知をされない」という状態は，「なぜ自分は療育施設や精神科に通っているのだろうか」「なぜほかの子と違うのだろうか」といった疑問や葛藤を引き起こす（Huws & Jones, 2008）。この疑問や葛藤は，ASDの自己理解にもとづく日常生活への対処方略スキルを構築する妨げになる場合もあれば，本人の「他者との相違」からくる苦悩を増大させてしまう場合もある（Mogensen & Mason, 2015）。

一方で，ASD児・者本人に対して，告知を行うデメリットも指摘されている（Mogensen & Mason, 2015）。たとえば，いきなり「ASD」というラベリングをされて，本人のこれまでのアイデンティティが大きく揺らいだり，「障害者」という告知を受けて，劣等感をもつことがある。このように告知は，伝えてすぐに受け入れられるものではないため，心理教育や自己理解のサポートがない場合，告知はただのラベリングとなり，本人のセルフ・スティグマを増やし，自己評価を下げる可能性がある（Calzada et al., 2012）。そのため，診断告知にもとづく負の側面（たとえば，劣等感の増長やアイデンティティ拡散のリスク）をより小さくするためには，「ASDとは何か」「あなたのASDはどのようなものか」「ASDとどのように対峙すべきか」という正しい知識の提供や自己理解の指針を示す心理教育が必要である。このようなASDの知識と自己理解を得ることに，ACATは寄与するだろう。

3 ASDに関連する包括的なアセスメント検査を行う

個別性に沿ったASDの評価をするためには，個人の特徴を相対的に把握することが望ましく，そのためには標準化されたアセスメントツールを使用した検査を行うことが重要である。一般的なCBTにおいては，アセスメントという用語は，インテーク面接による情報収集を指すことが多い。一方，ASDの支援においてアセスメントとは，診断・評価の段階での，フォーマルおよびインフォーマルな情報収集（表❹）を意味する。

ACATは，ASD児・者が，個人の「ASDの特性」を理解することを主眼としている。そのためACATでは，ACATを開始する前に，ASDに特化したアセス

表❹　ACATにて推奨されるフォーマル／インフォーマルなアセスメント

フォーマルなアセスメント	インフォーマルなアセスメント
• WAIS/WISCなどの知能検査 • ADI-R • ADOS-2 • Vineland-2 • SP • ADHD-RS • その他の発達障害／精神障害の検査や尺度 • その他，ASDや認知行動療法に関する尺度 • 保護者のストレスやASDの理解度に関する尺度 など	• 現在の学校生活の聴取 • 現在の家庭生活（経済状況・家族構成・家族関係・生活リズム・嗜癖行動など）の聴取 • 発達・生活歴 • これまでの対人関係 • これまでの家族関係 • 既往歴（身体／精神／入院歴など） • ASDと診断された時期 • ASDの告知を受けた時期 • 現在の主訴ないしは問題 • 主訴および問題の経緯 • 心理的資質（セルフスティグマ含む） など

メント検査を行うことを推奨している（第1部第2章「ASDの臨床評価」参照）。ここでいうアセスメント検査とは，一般集団のなかからASDをスクリーニングするための簡便な質問紙を用いた検査ではなく，診断と評価に関わる面接検査を指す。面接検査の代表として，ここでは，親面接尺度としてADI-R，行動観察尺度としては，ADOS-2［注2］を紹介する。ADI-RおよびADOS-2は，ASD診断のゴールドスタンダードとされている。ACATにおいては，ADI-RおよびADOS-2を施行し，ACATのセッションでその結果を共有することで，個別の「ASDの特性」の理解をしていくというプロセスをたどる。ADI-RおよびADOS-2の概要と比較を，表❺に記載する。

ADI-RおよびADOS-2を施行するにあたっては，特定の方法によって使用資格を得ることが必要となる。使用資格は「臨床使用資格」と「研究使用資格」に大別される。「臨床使用資格」は，臨床で使用することを許可する資格であり，国内または欧米で所定の研修会を受けることで資格が授与される。「研究使用資格」は，臨床研究において使用し，データを論文に記載することのできる資格となる。「研究使用資格」は，「臨床使用資格」よりも資格取得において厳しい実践の評価があり，相応のトレーニングが必要となる。なお，ADI-R，ADOS-2は，資格以外にも質問用紙，検査キットが必要となるなど，実施のハードルはやや高い。実施が難しい場合には，DSM-5の症状および重症度評価など，

［注2］ADI-R・ADOSともに第1部第2章（p.22）を参照。

表❺　ADI-RおよびADOS-2の特徴

	ADI-R	ADOS-2
面接スタイルとその特徴	保護者への半構造化面接法。発達早期・現在の行動特性に加え，DSM-IVの診断基準に沿った対人コミュニケーション行動や反復的行動・限局した興味を中心について詳細に尋ね，検査者が3〜4段階で評定する。	本人への直接観察法。決められた検査用具や質問項目を用いて，対人コミュニケーション行動を最大限に引き出すように設定された半構造化面接のなかで，検査中の本人の行動を直接観察し，検査者が3〜4段階で評定する。
所要時間	90〜150分	30〜50分
対象年齢	2歳から成人まで	12カ月から成人まで
診断アルゴリズムの年齢	「2歳0カ月〜3歳11カ月」「4歳0カ月以上」のいずれか	面接時の本人の年齢（現症状において判定する）
診断分類	「ASD」「非ASD」に分類される。	「自閉症」「自閉症スペクトラム」「非自閉症スペクトラム」に分類される。（乳幼児モジュールでは懸念の程度：中度〜重度の懸念，軽度〜中度の懸念，ごくわずかな懸念）

代案を用いることもできる。いずれにせよ重要なのは，ある程度客観的に，本人・養育者に対してASDの中核症状の説明ができることである。

ADI-RおよびADOS-2のほかにも，ACATではなるべく包括的な検査バッテリーを組むことが推奨される。たとえば，ASD児・者の発達／知的水準や能力の強みと弱みを知るためには，知能検査は必須であろう。能力の偏りを把握するためには，総合的なIQの指数のみならず，領域別の指数が得られる知能検査（WISC-IV，WAIS-IIIなど）を実施し，領域間の差を考察することが望ましい。また，感覚の特異性のアセスメントについても，ASD児・者および保護者に対する気づきを高めるために，感覚プロファイル尺度（Sensory profile : SP）などの質問紙検査を行うことが望ましい。さらに，ASD児・者においては，知的に高い能力があったとしても，必ずしもそれが社会的適応の水準と一致せず，社会的適応の向上が支援の目標のひとつであることに鑑みると，日常生活の適応行動を把握する目的で，Vineland-2適応行動尺度（Vineland adaptive behavior scales-second edition）などを利用することが望ましい。これらの評価尺度についての詳細は第1部第2章を参照してほしい。

またASDは，他の精神疾患を合併する場合が多いため，必要に応じてそれらのアセスメントに特化した検査をバッテリーに加え，包括的なアセスメントを行うことが重要である。このような標準化されたフォーマルなアセスメントに加え，いわゆるインテーク面接で聴取するような，現在の生活機能，家族の関係，これまでの生活歴などを，本人および保護者や関係者からインフォーマルにアセスメントしつづけることも重要である。このようなアセスメントは，初回のみならず，ACATをはじめとする心理療法において継続して行う姿勢がセラピストには必要である。

なお，ACATが重視するASDに関するセルフ・スティグマを直接測定できる標準化された検査はない。現在実施されている臨床研究では，「ASDの特性」のポジティブな側面の理解をスコア化することでACATの効果を定量化しており，将来的には標準化された検査として利用できると期待される。しかし，現状では，他の心理的資質（自己評価・価値基準・自己効力感）と同様にインフォーマルなアセスメントにとどまる。

このように，包括的なアセスメントを積極的に行うことで，患者および保護者において，実際の支援を実施できるか（ないしは，受け入れられるか）という可能性が明らかになるであろう。ACATは比較的ショートタームのCBTであることから，「ACATのなかで，何をどこまで行うか」を明らかにするためにも，発達的側面，知的側面，現在の家族・学校での支援の状況を包括的にアセスメントすることを推奨する。

4 セラピスト自身のASDに対するスティグマを認識し，スティグマを減らし，ASDに対し肯定的な態度で治療に臨む

ACATを施行する目的のひとつに，ASD児・者のセルフ・スティグマを減らし，長期的に患者の主観的幸福感（QOL）の向上につながる対処（ACATでは「自分でできる工夫」としている）や，配慮の要請をするという対処（ACATでは，「周りの人からの配慮」としている）を身につけるということがある。そのため，ACATのセラピストは，自分自身のASDに対するスティグマ（パブリック・スティグマを含む）を，ACATの施行に影響するものとして，当然ながら意識しておく必要がある。そしてもしセラピスト自身がASDに対するスティグマをもっているのであれば，ACATを施行する前に，ASDに対するスティグマを減らす努力を積極的に行うべきである。そのうえで，セラピストがASDに対するスティグマをどうしても抱えつづけるようであれば，そのセラピストはACATを施行しないほうがよいかもしれない。

たとえば，セラピストがASDに対して「ASD者は定型発達者よりも劣った存在で，他者に迷惑をかけてしまう」というスティグマをもちつづけたまま，ACATを施行したとする。その場合，患者の「ASDの特性」を積極的に調べていくことに対し，スティグマのない人よりも尻込みするかもしれない。また，患者の日常生活の困難さに対して，「ASDの特性」との関連性を見つけても，「それは『ASDの特性』からきている不適応だ」と，患者に伝えることを躊躇するかも

しれない。さらには，「ASD」という言葉を使うことすら躊躇するセラピストもいるであろう。このようなセラピストの態度は，ASDに対する否定的なメッセージとして患者に受け取られ，ACATの効果を減弱してしまう可能性が高いばかりか，むしろ不完全なACATを受けることで患者のセルフ・スティグマが増幅される可能性さえある。

セラピストはそのようなことが起こらないように，まずは自分がASDに対しどの程度，スティグマをもっているか注意を払い，できる限りそのスティグマを自覚し，それを減らす行動を取るべきである。その行動とは，ACATを受ける患者と同じプロセスをたどるとよいであろう。具体的には，ASDに関する知識を積極的に増やし（本書の第1部第1章を熟読することが大きな助けになるであろう），ASDの本質を知ることである。さらには，自分自身や周囲にASDらしさを発見し，その弱みおよび強みについて評定する。このプロセスには，ASD者自身が書く当事者本も助けになるであろう。このようなプロセスを経て，多角的にASDを理解し，その強みや生きづらさに魅力や愛着を感じられるようになったのちに，積極的に患者の「ASDらしさ」を歓迎し，「ASDらしさ」を話し合うことができるであろう。

●事例1——ACATにおいて，セラピストおよび患者のもつASDへのスティグマについて率直に話し合い，患者のASDの症状や特性を受容しながら扱っていくことを表明する（Aさん・中学2年生）。

セラピスト　「今日からACATというプログラムを，先生と，お母さんと一緒に始めます。これはAさんのもっている『自閉スペクトラム症』について，よく知っていこう，うまく付き合っていこうというプログラムです。Aさんは自分が『自閉スペクトラム症』だって，いつ知ったの？」
Aさん　「うーん……8歳のときに診断されてたっぽいけど……」
セラピスト　「『診断されてたっぽい』って，どういうこと？」
保護者　「8歳のときに確かに主治医の先生から自閉スペクトラム症って言われたんです。でも，子どもには言いませんでした。小さい子がそんな事実を受け止められると思えなくて」
セラピスト　「『そんな事実』というのは，どのようなことでしょうか？」
保護者　「自閉スペクトラム症ということです」
セラピスト　「自閉スペクトラム症ということは，お母さんにとって，どういうイメージなんでしょう……？」
保護者　「『普通じゃない』ってことです」

セラピスト　「『普通じゃない』っていうのは，なんだかとてもネガティブに捉えておられるように聞こえますが，お母さんにとって『普通である』ことは，結構大事なことですか？」

保護者　「ええ，だって，普通じゃないと困るので」

セラピスト　「この場合の『普通』の反対は，『異常』みたいな意味で捉えているのでしょうか？」

保護者　「異常ってほど強いものじゃないけど……『異常』，そうですね，そうかもしれません」

セラピスト　「なるほど。私の考えをお伝えしてもいいですか。『普通』と対になる言葉は確かに『異常』なんですけど，ASDに関しては，『普通じゃない』ってことは，『異常』ということを意味するのとはちょっと違って，『多数派ではない』ことを意味します。たとえば，右利きが前提になっている世界で左利きの人がいたら，不便なこともありますね。かといって，右利きが『普通』であったとしても，左利きが『異常』というわけではないですよね。ただ，お母さんのおっしゃる『普通』のイメージは，よくわかりました。ところで，Aさんはどう思う？」

Aさん　「普通がいい」

セラピスト　「そうなんだ。なんで？」

Aさん　「だって，怒られるから，普通にできないことがあると」

セラピスト　「だれに？」

Aさん　「親とか，学校の先生に？」

セラピスト　「そっか。『普通』か『普通じゃない』かというのは，多数決で決まるので，多数決で多いほうが，なんだか正しい気がするかもしれないね。自閉スペクトラム症は，Aさんの同級生のなかで，5%もいないので，もちろん，少数派だよね。だから，ちょっと自分が間違ってるかなあとか，おかしいなあとか，みんなより劣ってるなあとか，思いやすいよね」

Aさん　「うん，そんな感じ，ヤバい感じ」

セラピスト　「そうなんだね。そういう，少数派のものに関して『ヤバい感じ』をもつこと自体はとても自然で，これは，お母さんも，Aさんも，同じ反応みたいだね。自閉スペクトラム症じゃなくても，たとえば，少数民族とか，ちょっと変わった趣味のある人とかも『少数派』なので，世間からは『ヤバい感じ』をもたれやすいんだ。これを難しい言葉でいうと，『偏見』とか『スティグマ』っていうんだよ。もちろん私もね，自閉スペクトラム症をよく知らない頃は，たくさん自閉スペクトラム症へのスティグマがあったと思う。でも，自閉スペクトラム症の人と知り合って，その人たちの物の感じ方を勉強して，ああこういうタイプの人たちなんだな，と理解するようになって，どんどん好きになって，自閉スペクトラム症の人だからという理由で，『ヤバい感じ』に見えることは，もうないと思う。私はね，このプログラムを通して，Aさんの自閉スペクトラム症の特性も理解したいのはもちろんあるのだけど，それ以外にも，自閉スペクトラム症だからという理由で，『自分は普通じゃない』『ヤバイ感じ』って思えてしまうという，つらい感覚を減らしていきたいんだ。だって，自閉スペクトラム症は，実は悪いものではないからね。もちろん，生活上の困難さがあるので，とても困ってるとは思うよ。だからこそ，うまく自閉スペクトラム症の特性と付き合うスキルを手に入れて，生活上の困り感を減らしていこう。そうできたら，極端に自分の自閉スペクトラム症を恥じなくなったり，嫌いじゃなくなったりするかもしれない。だって自閉スペクトラム症にはAさんの長所や魅力も含まれているので，ただ恥じるのはとてももったいないと思う。私はそう思いながら，このプログラムを進めていこうと思います。お母さんもAさんも，それでいいですか？　何か気にかかること，頭ではわかるけど，気持ちがついていかないことなどがあったら，教えてください。そこから話し合いましょう」

解説

このように，セラピストは，「これから患者自身の自閉スペクトラム症を扱う」ということをはっきり患者とその家族に示す必要がある。そのためには，臆することなく「自閉スペクトラム症」という言葉を使いつづけることを勧めたい。さらに，自分が自閉スペクトラム症に関してどう感じているか，明快に話すのもよいだろう。ここでの狙いは，「自閉スペクトラム症」を扱うのだということを言語化し，構造化すること，そして，自閉スペクトラム症に関するスティグマを含め，セラピストも参加者も，どんなネガティブな感情であれ，なんでも発言してよいのだということを，はっきりと保障することである。

5 CBTの基礎的なスキルを身につける

セラピストは普段の臨床から，CBTをある程度，日常的に使用していることが望ましい。言い換えれば，もしCBTを行ったことがないセラピストであるならば，ACATの実施とともにCBTを始めるよりは，CBTの一般的な書籍や研修から訓練を開始したほうがよい。というのも，CBTは多くの認知的・行動的な介入技法を包括的にした大きな概念であり，ACATはそのなかの一部をASD児・者向けにアレンジする形で使用しているからだ。そのためACATはスタンダードなCBTではなく，「ASDの特性」の理解にモディファイされたCBTであることは明記したい。

本項ではACATで使用されているCBTの基礎的なスキルについて詳述する。ACATで使用しているCBTの理論については，第2部第1章の第2節第6項(p.75)にて詳述した。本項では，CBTを行ううえでセラピストがもつべき態度を含めたCBTの治療的態度について記す。

他の心理療法と同様に，CBTにおいてもセラピストに求められるスキルは幅広くある。スキルのなかには，CBTの技法としてのスキルはもちろんあるが，技法を中心とした解説は本書では詳述しないため，CBTの専門書をいくつか勧めたい（第2部末尾の「参考文献」を参照)。ここではACATという面接場面を通してセラピストに求められる1〜3のスキルについて概説する。

1. 協同的実証主義であること
2. 問題解決志向であること
3. 治療全体を構造化すること／1セッションの構成・構造化（時間および内容ともに）をすること

1の「協同的実証主義」とは，CBTの治療構造全体にわたり根幹を成しうる基礎的なスキルである。協同的実証主義とは，セラピストと患者が協同で，セラピストと患者は「チーム」を形成し，信頼関係を通じて実証的見地から協同作業を行うことをいう（伊藤，2005)。協同的実証主義が成立するように，セラピストは，患者とその保護者に対して，どのようにしたら自分たちがチームを組み，患者の「ASDの特性」を調べていくことができそうかという計画を立てることが必須となる。CBTの協同的実証主義は，患者の価値観や主体性を尊重しながら進めていくため，セラピストが一方的に働きかけるものではない。そのため，自分の主体性を大事にするASD児・者にとって，その特性に見合った方策と言える。

2の「問題解決志向」とは，問題の要因や原因を中心に扱うというよりは，その問題を解決するためにはどのような手段があるかといったことに着目する姿勢をいう。問題解決志向は，治療プロセスにおいてその進行に何らかの障壁がある場合，「協同的実証主義」とセットで使われることが多い。たとえば，「チームを組む」姿勢を保つために，協同的実証主義が損なわれる事態（例 患者が何らかの心理的抵抗によってASDの問題を扱いたくなくなり，「ASDの特性」からくる生活上の困難さを話したがらなくなった）があれば，それもセラピストに明示し，この障壁（この場合は，治療への心理的抵抗）をどのようにブレイクスルーできるかを率直に話し合うことができるということを伝える。この「協同的実証主義」を継続するにあたってのセラピストの姿勢として，患者に対して平等の感覚をもち率直で正直であること，イニシアチブを取れること，患者の思いを「忖度」しないで確認すること，患者からのネガティブな反応に対して圧倒されすぎないこと（もし圧倒されたとしても，それを表明できること），一方通行（受け身的すぎる，または一方的すぎる）にならない双方的なコミュニケーションの能力があること，などが必要とされる。

この「問題解決志向」という姿勢は，実際の日常の困難さを解決するために，目に見える行動レベルでの変容を目指す。したがって，問題解決のための計画は，抽象的ではなく，具体的な行動が明記されていることが望ましい（伊藤・石垣／大島・安元，2011）。このように具体的ではっきりとした合目的的な行動計画は，抽象的な思考に困難のあるASD児・者にとっては，新しい行動の行動形成（シェイピング）としても役立つであろう。

3の「治療全体を構造化すること／1セッションの構成・構造化（時間および内容ともに）をすること」は，ACATのみならず，CBTのセラピストに求められる基本的なスキルである。ASD児・者は時間など目に見えないものを構造化するために「視覚化」したほうがよいと考えられている。そのため，ACATのテキストは「セッションのアジェンダ」があらかじめ設定されている。しかし，各個人において「どの話題に何分使うか」は異なるため，それをセラピストが設定する必要がある。また，ACATは100分と比較的長い時間を1回のセッションに要するため［注3］，休憩時間をいつ，何分取るのか，ということも，時間の構造化をするうえで患者に明示する必要がある。さらには，1回のセッションの構造化以外にも，全セッションを通じて構造化する（ACATの場合はスケジュールを示す）必要がある（図❶）。

以上がACATを行うための，セラピスト側のCBTにもとづく最低限のスキルとなる。CBTは，もちろんすべてのASD患者に適応されるとは限らない。そもそもASD児・者に対するCBTのアプローチは，ASDの中核症状ではなく，情動コントロールなどの周辺症状の軽減を狙ったものが多い（図❷）（第2部第1章参照）。また，CBTは基本的には本人への心理的なアプローチである。その

［注3］回数制限がなければ，2〜3回に分けてもかまわない。

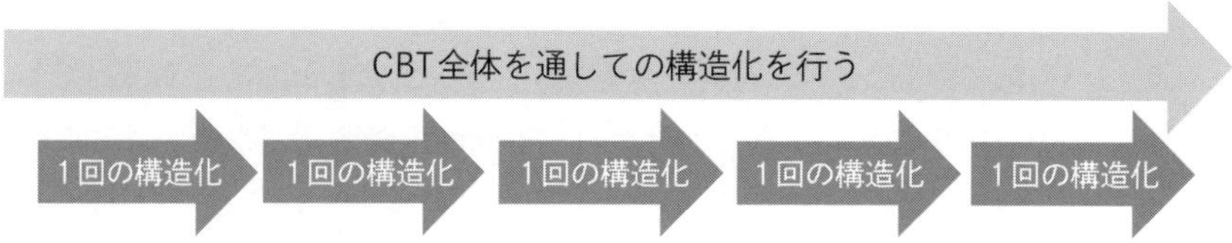

図❶　CBTのセッション全体の構造化／1セッションの構造化

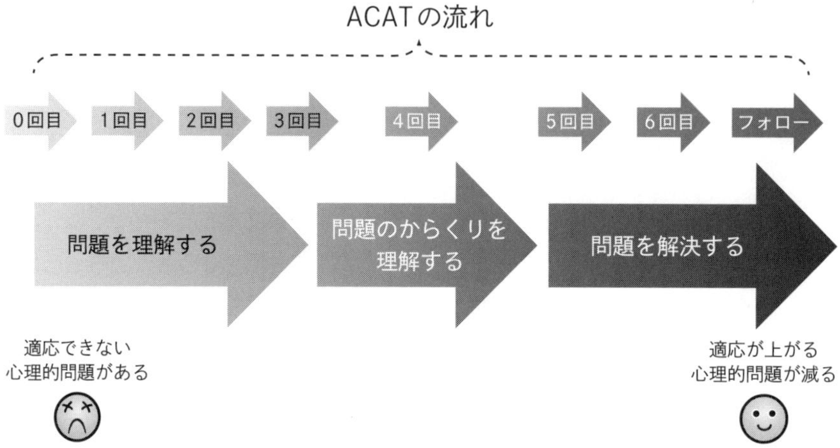

図❷　ACATにおけるCBTの構造の説明（テキストより）

ため，ASD児・者の状態や環境因子によっては，CBTを施行する前に，ペアレント・トレーニングなどの人的な環境調整（応用行動分析を基盤とした他者からの対応の工夫）や，物理的な環境調整（TEACCHなどの理論にもとづく構造化すること）をまずは実施しなければ，CBTを適応すること自体が難しい場合もあるだろう。このように，まずはある程度，環境を整えるということは，ASD児・者に限ったことではなく，CBTに限ったことでもなく，すべての心理療法に言える。

CBTを行うことのできる患者は，上記に書いたようなCBTを行える環境が整っていることに加え，ある程度の知的能力があり（多くのCBTの臨床研究はIQが80以上であることを条件としている），自身の問題を「自発的に」扱いたがっており，セラピストと協同的に取り組める信頼関係をもつことができるであろう人に限られる。逆に，それがASDからくる二次障害であったとしても，極度の対人不信感（「対人不安感」として報告されることもある），被害感，慢性的な情動の不安定さなどをもつパーソナリティの問題が強い患者の場合は，CBTの効果が減弱してしまうため，CBTよりも高強度かつ中長期的な心理療法のほうが適しているかもしれない（Arntz et al., 2015 ; Carter et al., 2013 ; Wetzelaer et al., 2014)。パーソナリティの問題がある患者は，セラピストとの協同作業ができるまでの信頼関係の構築にかなりの回数のセッションを要すると考えられ，ACATのようなパッケージ化された構造的・限定的なCBTは利益をもたらしにくいであろう。

さらに，ACATの場合，「患者」とはASD児・者のみならず，保護者も「患者」，つまり治療を受ける人として扱う。そのため，ASD児・者だけでなく，保護者にもACATが適応しうるか，インテーク面接やプレセッション面接などで，セラピストは注意深く観察し，もし，何らかの理由で適合しない場合は，ACAT以外のツールや支援を選ぶほうが，患者の利益になりうるであろう。たとえば保護者が子どもやセラピストと協同的ではなく，子どもとセラピストが「ふたりで」問題を解決すべきであると考えていることや，ASDに対するスティグマが強く，子どものASDからくる問題に触れることができない場合や，保護者もASDや何らかの心理的問題があり，ASDをもつ子どもの支援者としての役回りが機能的に，ないしは心理的抵抗によってできない場合などは，もしかしたら，ACATは適合しないかもしれない。

本書はCBTの書籍であるがゆえに力説したいのは，セラピストが，目の前の患者がCBTに適合するか否かを見定めるスキルをもつことが肝要であるということだ。CBTは無数にある支援のなかのほんの一握りのツールであり，ある程度，一部の問題に対してエビデンスは存在するものの，控えめに言っても万能ではない。そのためセラピストは，患者の適合を注意深く観察することなく，やみくもにCBTを導入すべきではない。まずは，目の前の患者を観察し，CBT（この場合はACAT）を導入できる準備段階（ないしは状態）かどうかを考える必要がある。たとえば，うつや不安などの合併精神障害が顕著である場合，ないしは行為障害など反社会的行動が顕著である場合なども，ACATは適切ではないかもしれない。そのためセラピストはつねに，現在の患者の状態において何を最優先すべきか，そして長期的には何が必要となり，そこにはどのような支援があるべきかという全体の設計図をもって，ACATの導入を進めていく（ないしは進めないようにする）必要がある。

●**事例2**――「セッションの構造化」を，患者に視覚的に提示する（Aさん・中学2年生）。

セラピスト　「はじめに，今日の内容を確認しましょう（テキストの「今日のACATで行うこと」のところを見せる）。今日は1回目なので……たくさんあるね。それぞれ何分ずつにするか，時間割を作ろう。まず，『1週間の様子』は5分にしよう

（「時間」のところに「5分」と書く）。次に，『適応』のところは『10分』にしよう（「10分」と書く）。『認知行動療法について理解します』は，少し時間をかけたいので15分くらい使おうと思います（「15分」と書く）。これで合計30分ですので，一旦休憩をはさみます。休憩は10分でいいですか？（「休憩10分」と書く）。休憩が終わったら，メインです。『あなたの「ASDの特性」を理解します』の部分は，40分くらいかけましょう（「40分」と書く）。残りは20分以内でやりましょう。いいでしょうか？」

Aさん　「はい，それでいいです」

セラピスト　「ひとまずこれで始めますが，途中で飽きてくるとか，こうしたほうがいいんじゃないかというときには，いつでも変更は可能ですので，どうぞ言ってください」

保護者　「はい」

セラピスト　「では，ひとまずこのスケジュールから始めましょう。まず，今は2時5分なので，2時10分まで，1週間の様子を聞きますね」

解説

このように，1回1回のアジェンダごとに，「○○分使う」とテキストに明記していくのが，セラピストにとっても患者にとっても時間の管理や見通しに役立つであろう。さらに，終わったアジェンダには斜線を引くなどして，終わったことが視覚的に明示されるとよい。

●事例3――「協同的実証主義」「問題解決的志向」の態度を患者に示す（Aさん・中学2年生）。

セラピスト　「ACATは，あなたのASDについてどんどん知っていこう，というプログラムです。そのために，セラピストである私，当事者であるAさん，そしてAさんの身近な人であるお母さん，この3名でチームを組んで，AさんのASDを理解していきます。そのために先に聞いておきたいのですが，こういうふうに自分のASDについて知っていくことが，人によっては『恥ずかしいな，嫌だな，知りたくないな』と思うこともあるけど，Aさんはどう思うかな？」

Aさん　「うーん，別にいいけど……でも，わかんない！」

保護者　「あの，こういうことをあえて知ることのデメリットもあるような気がするんですけど，どうなんでしょうか」

セラピスト　「正直にお話しいただいて，ありがとうございます。デメリットとは，たとえばどんなものを想定していますか？」

保護者　「たとえば，人と違うからダメだなって思ったりしてしまうとか」

セラピスト　「なるほど。Aさんもそう思う？」

Aさん　「……ちょっとそう思うかも」

セラピスト　「そうなんだね。正直に教えてくれてありがとう。もうちょっと具体的に教えてくれる？」

Aさん　「だって，ASDって，ヤバいやつって感じだし」

セラピスト　「どの辺がそう思うの？」

Aさん　「みんなが簡単にできることが……たとえば，楽しくみんなで遊ぶとかそういうことが，私にはできないから，ヤバいって思うよ」

セラピスト　「たしかに，AさんのASDの場合，お勉強（暗記）とか，人よりできるところがたくさんあって，でも，みんなが努力しないでもできること，たとえば，休み時間の会話とか，運動会を楽しむとか，いわゆる多くの人がやっている『当たり前』のことができないから，自分のことが『ヤバい』と見えやすいかもね。できることとできないことの差が，ほかの人より，ASDの人には生まれつきあるので，周囲からも理解されにくいから不思議がられちゃうし，自分でも辛くなってただろうね」

Aさん　「そうそう」

セラピスト　「この『ヤバい人』に見えやすい問題を減らすために，できることがあると思うよ。たとえば，理由がわからないでしゃべらない人と一緒にいる場合と，『この人は生まれつき，しゃべることができない人』という情報を教わってる状態で，しゃべらない人がそばにいる場合と，どっちが，その人がおかしく見えないかな？」

Aさん　「生まれつきしゃべれないって知ってたほうがいい」

セラピスト　「そうだよね。実はね，周囲が，『この人はもともとこういう病気（もしくは特徴）があるのか』と知ってるほうが，偏見（この場合は，「ヤバい」と思うことだよね）をもたれにくいんだよ。たとえば，今度は，妊婦さんを例にあげよう。妊婦さんが『おなかに赤ちゃんがいます』ってマークをつけて，優先席に座っている場合と，マタニティーマークをつけてなくて，優先席に座っている場合と，どっちが，『この人はなんでわざわざ優先席に座っているのだろう？』って，不思議に思われないかな？」

Aさん　「マークがついてるほう」

セラピスト　「そうだよね。なぜなら，周りに，『私はお腹に赤ちゃんがいます』って理解してもらってるからだよね。つまり，周りに，Aさんが『そうしなければならない理由』とか，『これができない理由』を知ってもらったほうが，偏見をもたれにくくなって，結果として，自分を守ることになるんだよ」

Aさん　「そうかあ……そう言われれば，そうかもしれないけど……でも，そこまで配慮されなきゃいけないのかなあ？」

保護者　「私は，この子がASDってラベルを貼られないように，学校には報告してませんでした。努力すれば，治るかなって思って……訓練すれば……」

セラピスト　「なるほど。お母さんなりにお子さんを守ろうとしたのですから，それは自然な行動だと思います。そしてAさんの言うように，なんでもかんでも配慮が必要なわけではありません。Aさんの場合，ASDの診断がありますので，診断がある以上は，配慮や支援や工夫があるほうが暮らしやすくなるかなと思っています。“じゃあどこが？”というのは，ACATを通じて理解していきませんか？　どこが得意で，どこが苦手かを知って，Aさんの守り方のレパートリーを増やせたらと思います」

保護者　「そうですね……」

セラピスト　「ASDは，本人が理解するのも，家族が理解するのも，結構時間と労力がかかりますので，こっちがキチンと理解したうえで，周囲に知らせる，というプロセスを踏むのが一番いいと思います。さっき，『チームを組んで問題解決をしていく』という話をしましたが，私はAさんのASDについては素人で，ご本人とお母さんに教わる形でどんどん理解していきたいと思います。一方，私は認知行動療法の専門家ですから，認知行動療法の使い方は教えるので，それをどんどんAさんとお母さんに使ってほしいと思っています。このように，お互いにチームを組んで，AさんのASDを理解していきます。チームプレイを成功させるには，Aさんとお母さんの協力が必須です。お互い，協力し合いながら，作っていきましょう。そのように進めて大丈夫ですか？」

解説

この事例が示すように，患者およびその家族にASDに対するスティグマ（偏見）を感じる場合，それをセラピストが忖度してASDの話題に対し消極的になったり，なんとなく「核心に触れない」ようにしたりすることは，CBTの「協同的実証主義」的な姿勢ではない。このようにセラピストが患者の葛藤を忖度して過剰適応してしまわないように，直接「質問する」「相手の意見を聞く」「自分の意見も率直に言う」ことによって，率直に話し合うこと自体が，CBTにおいての協同的作業であり，問題解決志向的な作業といえる。

またASDであることは，ASD児・者のアイデンティティにとってポジティブ／ネガティブといった両価的な意味をもつことが多いとされる（Mogensen & Mason, 2015）。ASDは生涯保有する特性にもとづく症状であることから，ASDをどのように捉えるかによって患者のアイデンティティが大きく左右される。そのため，治療初期の患者のASDに対する姿勢を「外在化」しておくことは，自己理解のプロセスにおいても，そののちの症状のコントロールのための対処方略を実行することにおいても，重要な要素と言える。

2——ACATの前半（第1～3回）で実施すること

ACATの前半部分では，主に，①ASD児・者とその保護者が，認知行動モデルを用いたモニタリングと外在化を行うことで，本人の「ASDの特性」に対するメタ認知を増強させ，②「ASDの特性」からくる不適応に対するケースフォーミュレーションを行うことで，当人の問題のからくりをパターンとして理解する。ここでは，患者のモニタリングとメタ認知の強化を行うために，セラピストは「ASDの特性」に対する心理教育を積極的に行い，「ASDの特性」をまずは外在化することが必要になる。そのうえで認知行動モデルを用いて，ASD児・者と本人の「ASDの特性」が含まれる不適応の図式を見出し，そのパターンをつかんでもらうことが必要となる。

以下に，それぞれ解説する。

1 モニタリングと外在化によって認知を高める

CBTでいう「認知」には，「信念」「自動思考」といった階層があると言われている（Beck, 1970）。ACATの認知行動モデルでは，階層の上層部にある「自動思考」を主に扱う（図❸）。

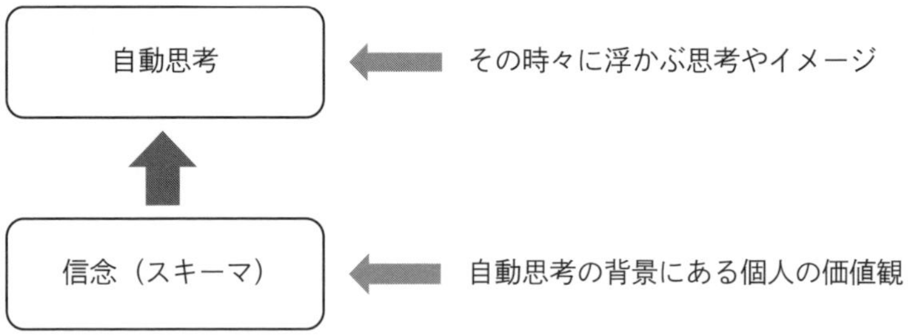

図❸　認知の階層モデル（Beck, 1970）

ACATでは，認知行動モデル（第1部第4章参照）を用いて，患者の「環境－個人の反応」（ACATでは，これを「不適応の体験」と呼んでいる）を書き出し，理解する。ACATで用いる認知行動モデルは，「ASDの特性」などを加えた形のものを使用する（図❹）。

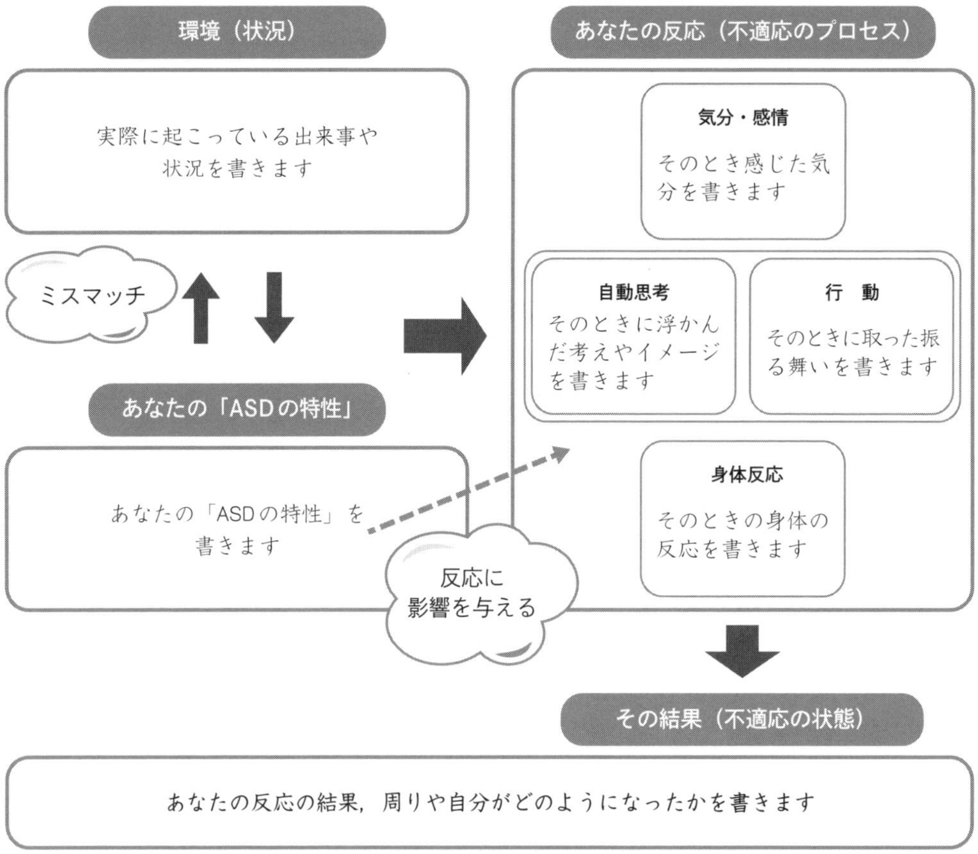

図❹　ACATで用いる認知行動モデル

「メタ認知」とは，自分の自動思考や行動，感情や身体反応といった「個人の反応」を客観的に認識できる能力を指す。ACATの前半では，患者がどのような「ASDの特性」があるかを理解し，そのうえで，その「ASDの特性」が自動思考，気分・感情，身体反応，行動，および患者を取り巻く環境に影響して，患者の不適応を呈することにつながるのだということを，認知行動モデルを通じて，視覚的・言語的に理解する。これを本書では「メタ認知を育てる」という言い方をしている。

ACATを施行する前のASD児・者と保護者は，メタ認知が弱い場合，それぞれ，本人の「ASDの特性」はもちろん，どの場面で不適応を呈しているかということに気づくことができていない。不適応には「社会的不適応」「心理的不適応」の2種類があることは，第1部第2章および第3章で詳述した。その場合，「不適応」と認識している事象が，保護者と子の間，ないしはセラピストと患者間で，異なる場合がみられる。たとえば，子どもが精いっぱい過剰適応しながら登校していたとすると，社会的不適応はないが，心理的不適応はあるといえる。多くの場合，社会的不適応は顕在化して他者が認識しやすいが，心理的不適応はなかなか他者からは認識されにくい。その逆もまたありうる。子どもが不登校でストレスから解放され満足した生活を送っていたとしても，社会参加という観点からは不適応である。このように，本人と周囲の不適応の認識がずれている場合，セラピストは，社会的不適応と心理的不適応のそれぞれの内容と関連性において心理教育を行う必要がある。

これは，CBTの「問題の同定を行う（事例の概念化を行う）」というスキルに該当する。CBTでなくとも，ASDをはじめとする神経発達症における支援の場において，問題の同定は重要である。つまり，何を主眼として「問題行動（本書でいう不適応）」とするのか，ということだ。多くのASD児・者への介入方法に，「問題行動の消失，軽減を狙う」というものがある。しかし，問題行動とは何を意味しているのか，セラピストは注意深くなる必要がある。なぜなら，多くのASD児・者の「問題行動」とされているものは，たとえば「友達の立場に立った言動ができず，わがままにふるまってしまう」「集団行動ができない」といった，社会的不適応のみを指すことが多いからだ。社会的不適応の改善のみを治療ターゲットとした場合，本人の心理的不適応の存在に気づかないまま，ASD児・者は行動変容に「取りかからなくては」ならなくなる。もちろん，周囲の人から受け入れられやすい適応的な行動を増やすことは，実際に周囲からポジティブな反応があることから，ASD児・者にとって大事なことだろう。しかし，この社会的適応の向上のための行動変容のプロセスにおいて心理的不適応の存在を無視しつづけると，社会的に適応したとしても，ASDという「欠損した」特性を直して周囲に迷惑をかけないようにする，といった本人のセルフ・スティグマを助長してしまう可能性がある。もしくは，本人の心理的不適応のために，行動的変容を拒絶するかもしれない。このような理由から，「不適応」という事象は，社会的不適応であるのか，心理的不適応であるのか，セラピストは分けて捉えるべきである。そのようにすることで，少なくとも本人の視点に立った形での「不適応」を見つけ出すことができるだろう。本人の視点に立ちつづけることは，患者が主体性をもってセラピストと協同作業ができることにつながり，治療のモチベーションの維持にもつながると考える。

●**事例4**——不適応についての心理教育を通して，認知行動モデルのツールを使って，患者のメタ認知を育てていく（B君・小学6年生）。

セラピスト　「今日はACATの認知行動モデルを使って，B君の自閉スペクトラム症からくる不適応，つまり，『困り感』や『症状』を見ていこうと思います。具体例を挙げていただきたいのですが，B君は日常生活でどんなことに困ってますか？」

保護者　「この子はみんなと遊ばないんです。遊べばいいのに，遊ばなくて，『学校がつまらないから行きたくない』って言ってるんです。だから学校に行かないのです。それに困ってます！」

セラピスト　「そうですか。学校に行かなくて，B君はどうなの？」

B君　「行かないほうがいい！」

セラピスト　「そうなんだね。それは，テキストでいうと『心理的不適応』が少なくて，『社会的不適応』が大きい，ということかもしれないね（テキストの図を見せて説明する）。

『学校があるとき』という状況に対して，B君の『学校がつまらない』というのは，おそらく心理的不適応だと思うのだけど，それはきっとB君の『ASDの特性』と関連した自動思考でしょうね。そして，『学校へ行かない』というのが，行動ですね。この場合，どんなことをすればB君にとっての心理的不適応が減るかを調べるために，まずはACATの認知行動モデルの『ASDの特性』を見ていきましょう。B君，『お友達と遊びたがらない』のところ，たとえば，学校があって友達と会うことって，B君にとってどんなことかな？　どう思う？『うわ，めんどくせえ』とかでもいいし，『いやだな』とかでもいいんだよ。感じるままを教えてほしいんだけど，それがB君の『自動思考』ってところ（ACATの認知行動モデルの「自動思考」を指す)。B君，どう考える？」

B君　「うーん……いつも『ああつまんないな』って思う」

セラピスト　「なるほど，つまらないんだね。特に，どんなところが『つまらない』って思う？」

B君　「みんな，興味ない話してるし」

セラピスト　「B君が興味をもてない話を，周りがしているんだね。興味のない話に入るのって，B君にとってつまらないみたいだね」

B君　「だって，興味ないんだもん」

セラピスト　「わかった。今，B君のもっている『ASDの特性』がはっきりした気がするのだけど（認知行動モデルの「ASDの特性」部分を指さして示す)，B君は，興味のあるものとないものが，きっとハッキリ分かれているみたいだね。前回，『ASDの特性』をチェックしていったときにも，『興味が深く，せまい』に当てはまってたよね。ところで，どんなものが，B君には興味のあることなの？」

B君　「うーん。住所」

セラピスト　「住所って？」

B君　「住所を覚えるんだよ！　しかも番地まで！」

セラピスト　「いいね，それ。マニアックだね。面白そう！」

B君　「うん。面白いよ。歩きながらね，そこの番地をつぶやくの。ぼく，小学校の学区域の住所は地図を見なくても全部わかるよ！」

保護者　「もう，そんなの自慢してどうするの……！」

セラピスト　「すごいね。楽しそう。そうやって，ほかの人が興味ないことを楽しめるのも，『ASDの特性』の『強み』ですよね。あとは，興味が深くて狭く，強いっていうのもそうだね。まだあるよ。見つけていこうか（テキストをめくり，「ASDの特性」の部分をおさらいしはじめる)。たとえば，今回の『学校があるとき』に『ああつまんないな』って自動思考がわくのって，『ASDの特性』の『人に合わせて会話を進めない』とか，『自分のペースを大事にする』っていう，『人づきあい』の部分も当てはまりそうだよね。たしかに，B君にとって学校は，『人づきあい』でも，『興味が狭く，ふかい』でも，みんなとノリが違うから，『ああつまんないな』って思っちゃうのかもね（認知行動モデルを完成させる）(図❺)。こんなふうに，毎日行かなくちゃいけないところが，『ああつまんないな』と感じて行きたくなくなり，

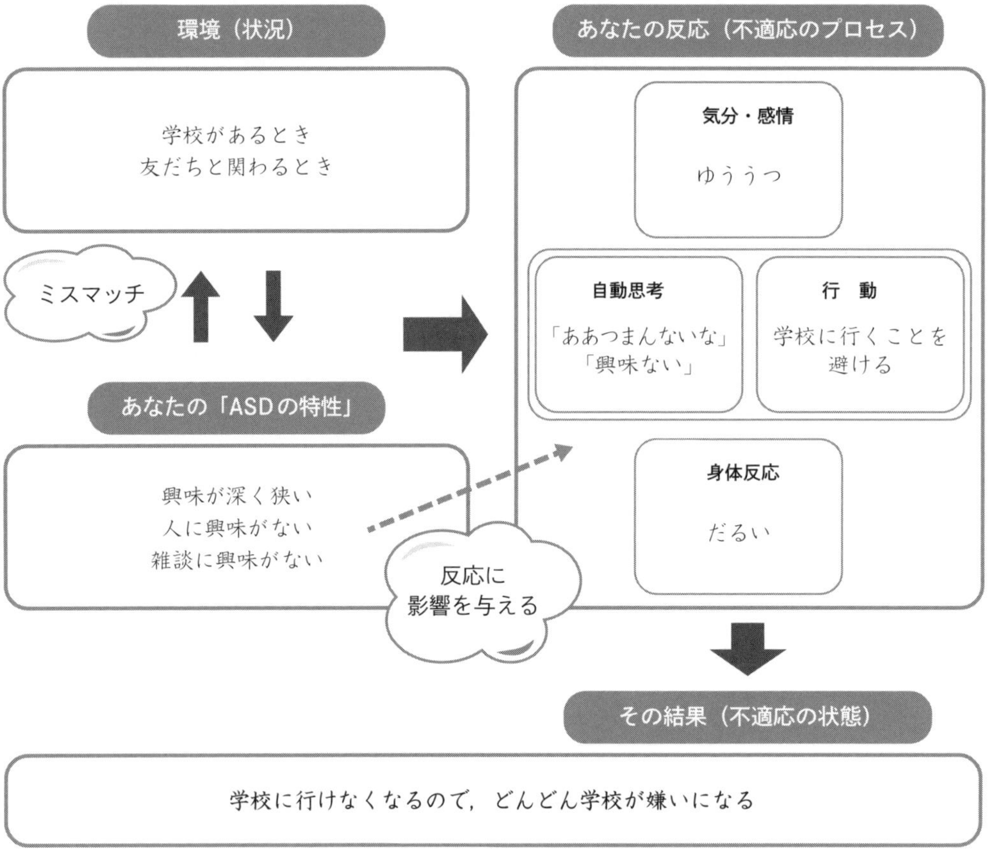

図❺　B君のACATの認知行動モデル

行かなくなっていることが，B君にとっての心理的不適応だよね？　そして，学校に行かない，行けないというのが，社会的不適応という感じがするけど，どう思う？」

B君　「そう思う。学校へ行きたくないって思うのが困る。どんどん嫌いになる」

セラピスト　「わかった。じゃあ，学校に行きたくないので，行かなくなって，どんどん学校が嫌いになる。でも，学校へは行かなくてはならない。それに困ってるよね。そのように認知行動モデルに書いてみよう」

解説

この事例にあるように，ACATの認知行動モデルを通してASD児・者の「ASDの特性」からくる心理的・社会的不適応を明確化したうえで，視覚化して自己理解を促しつづけることで，ASD児・者および保護者のメタ認知を増強していくことが期待できる。ASD児・者の心理的・社会的不適応の体験に，認知行動モデルを当てはめていくときには，なるべく価値づけを行わず中立的に（たとえそれが万引きのような反社会的行動であったとしても），ひたすらパズルを組み合わせていくように，そのからくりを協同で解いていくような姿勢を示すことが，協同的実証主義の姿勢といえる。もちろん，心理的・社会的に不適応なことと「ASDの特性」はかなり関連しているであろう。本人たちはそのようなことは百も承知であるので，「ASDの特性」を知ることに自責の念（この場合は，「やっぱり自分はダメだ，おかしいんだ」というセルフ・スティグマ）が生じ，「ASDの特性」を見たがらない場合も多くある。だからこそ，我々セラピストのできることは，決してそこに良い／悪いの価値づけを行わず，淡々とCBTのモデルを用いて「ASDの特性」からくる反応を，視覚化していくことのみである。このような態度とスキルは，ASD児・者のメタ認知を育てることに加え，「『ASDの特性』を怖がらずに見つめられるようになる」きっかけとなり，さらには「ASDである自分が非難されずに他者から受け入れられる」という体験になることもあろう。

2 ケースフォーミュレーションによって問題のからくりを理解する

ケースフォーミュレーションは，事例概念化ともいう。ここでいうケースフォーミュレーションとは，患者の問題を，認知行動モデルを用いて個別化，仮説化して理解することである（Neenan & Dryden, 2004）。ACATでは，第4回目にケースフォーミュレーションを行う。患者にとってケースフォーミュレーションを行う利点は，自分の不適応の体験を，個別ではなく，「パターン」として体系的に理解ができることであろう。その「パターン」を理解することで，状況依存的な対処（ACATでは「もぐらたたきの対処」と呼んでいる）ではなく，「ASDの特性」にダイレクトな認知的変容・行動的変容（ACATにおいては，これを「自分の工夫」と呼ぶ）や，環境の変容（ACATではこれを「周囲からの配慮」と呼ぶ）を行うことが可能となり，その結果，状況依存的な対処よりも汎用性が高まる。このようにACATにおいては，「ASDの特性」と関連した不適応のパターンを扱うため，その「ASDの特性」自体もケースフォーミュレーションに組み込むようにしている。

以下に事例を記す。

● **事例5**——ACATの認知行動モデルを使って，「ASDの特性」をも含めた患者の不適応の体験をケースフォーミュレーションでまとめ，「『ASDの特性』からくる不適応のパターン」を患者に理解してもらう（Aさん・中学2年生）。

セラピスト　「前回まで，Aさんの日常生活での自閉スペクトラム症と関連した不適応を，認知行動モデルを使って理解していきましたね。何回か整理するうちに，一定のパターンが見えてきました。今日は，そのパターンをまとめましょう」

保護者　「そうですね。これまでのエピソードを見ていくと，新しいことをするとき，うちの子はいつもフリーズするんだなあ，なるほどなあ，と思いました。たしかに，毎回似たようなパターンでしたね」

Aさん　「そう。私，新しいことが嫌いなんだよね。今まで気づかなかったけど！」

セラピスト　「そうだよね。こうやって認知行動モデルを使って書き出して気づいていくと，どう？」

Aさん　「あのね，あんまり，怖くなくなってるかも。新しいことが。ああ，またこのパターンか！ って思うから」

セラピスト　「すごいね。パターンに気づくってのは，つまり，『メタ認知』ができているってことなんだよ。その結果，メタ的に認知することで，嫌悪感や不安感からちょっと距離が取れているみたいだね。これがCBTの狙いでもあるんだよ」

Aさん　「なんかこうやって自分を知るの，面白いし」

セラピスト　「よかった。こうやってAさんが自分自身の専門家として，私やお母さんに報告してくれるからこそ，チームワークで，Aさんの反応のクセが見えてきたんだよ。今回は，そのまとめをしよう」（これまでの認知行動モデルで書き出したシートを読み直す）

セラピスト　「これまでの『状況』は，『やったことのない授業』とか，『行ったことのない場所に行く』とか，つまり，まとめてみると『初めてのものやことに触れるとき』だね」（認知行動モデルに書き出す）

Aさん　「そう」

セラピスト　「『初めてのものやことに触れるとき』って，人によってはわくわくしたりするかもしれないけど，Aさんは，『目に見えないものは理解しにくい』という『ASDの特性』があるから，『なんか怖い』『対処できなくなるイメージ』という

『自動思考』がわいてしまって，感情としては『強い恐怖』になるんだよね。そして行動が『体が動かなくなり，フリーズする』になるんですよね」

Aさん　「その通り！」

セラピスト　「それでは，そのようにまとめていきましょう」（認知行動モデルに書き出す）（図❻）

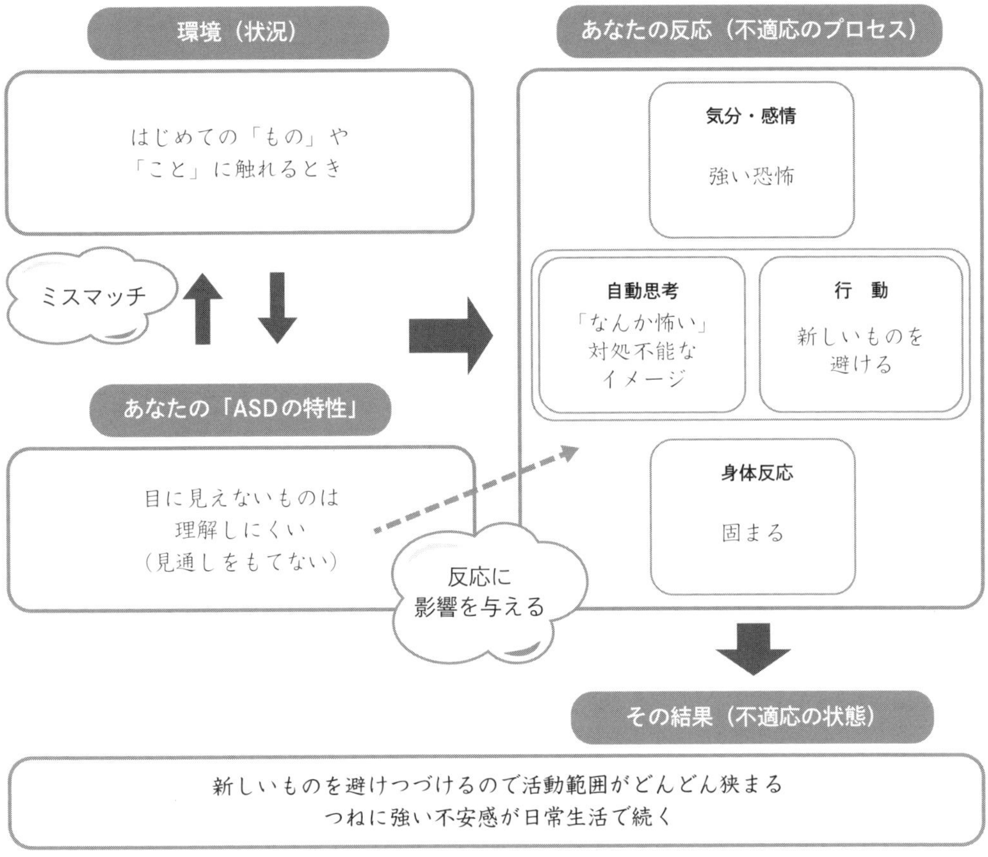

図❻　Aさんのケースフォーミュレーション

解説

この例に示すように，セラピストはこれまでの患者の認知行動モデルを患者と一緒に復習しながら，「まとめ」として，ケースフォーミュレーションをしていくとよい。

もし，回数制限型のACATでなければ，患者とその保護者が十分に自分の「ASDの特性」からくる反応を理解してからフォーミュレーションをすべきである。というのも，患者によってメタ認知が弱い場合，数回のセッションでは自己理解が追い付かなくなる可能性があるからだ。なお，患者の不適応のパターンは数種類ある場合があり，そのときに，何を選んだらよいか迷ってしまうことがあるだろう。そのようなときには，①頻回にあり，②今後，対処しやすいものであり，③現状まで続いているもの，というポイントに絞ってケースフォーミュレーションを行うと，その後の配慮や工夫の実践につながる。

3——ACATの後半（第4～6回）で実施すること

ACATの前半を通じて，患者とその保護者は，すでに患者の「ASDの特性」からくる不適応をパターンとして認識している。後半では，その不適応に対し，患者本人が行う「認知的・行動的な対処」を行うスキルと，「周囲の配慮」をオファーするスキルを身につけることを目的とする。そのために必要となるセラピストのスキルを挙げる。

1 対処計画では，扱いやすい問題をターゲットとして患者のモチベーションと実行可能性を高める

ACATでは，全6回のうち，後半部分である第4回目から，患者が不適応になるときの体験を認知行動モデルで捉えはじめる。ACATでは「不適応」を，「心理的不適応」と「社会的不適応」に大別している（第1部第2章および第3章参照）。ACATでは，どちらの不適応をも扱うことができる。どちらの不適応を扱うことになっても，対処可能，すなわち，ACATの時間内で対処や配慮の計画を立て，次のACATまでに行うホームワークにて対処計画を遂行することが可能なレベルの不適応の問題を扱う必要がある。人によっては，もっと大きい不適応の問題を扱いたがるかもしれない。しかし，ACATでは，自分が不適応に陥りやすいパターンへの対処能力（セルフマネジメントのスキル）をつけることを目標としていることから，大がかりな問題を扱うよりは，小さな問題を自力で解決してもらう練習をするほうが有益であろう。

●**事例6**――ケースフォーミュレーションから，介入のターゲットとなりそうな認知や行動，および環境（状況）を一緒に考えていく（C君・中学1年生）。

セラピスト　「前回はC君が，『新しいことをする』という状況で，C君の『ASDの特性』である『見通しが立たない』が出てきて，『何かあったら，どうしたらいいかわからない』と考えて，『不安』になって，『新しいことを避けちゃう』という反応になってたよね。その結果，『できないことが増えていき，イライラする』という，生活のしづらさと関連していましたよね。今日は，このよくあるパターンに対して，来週までに何かしら工夫ができそうな状況を書き出してもらって，工夫を考えていきましょう」

保護者　「あの，不登校をどうにかしたいのですけど……ここでどうにかなりませんか？　中学校に入ってから，1日しか行けてないのです」

セラピスト　「なるほど。たしかに，『ASDの特性』に対処しながら，安心して中学に行けるようになるというのは，C君の大きな目標ですよね。しかし，中学校というところはC君にとって，教室，クラスメイト，担任の先生，制服など，どこもかしこもが『新しい環境』ですので，いきなり中学校に行くというのは，かなりハードルが高いと思います。今回は，お母さん，お父さん，C君がちょっと工夫すればうまくいくような課題を設定して，基礎問題に取り組みながら，C君が，『ああこうすれば，僕は楽になるのか』ということを実感してもらいます。ですから，次のACATまでに実行できる程度の，ちょっとした課題を設定してもいいでしょうか」

保護者　「わかりました。じゃあ，近所に新しいレストランができたんですけど，息子は，行きたくないの一点張りで……息子が好きそうなメニューがいっぱいあるのに，そこに行けたら家族みんな楽しいかなあと思うんですけど……」

C君　「新しいところじゃなきゃ，食べに行きたいんだけど……」

セラピスト　「そのレストランの課題はいいかもしれないね。ちゃんと『新しいことをする』だし，C君も，実はちょっと行けたらいいなと思ってるし，ご家族も一緒だから，配慮を得られやすい課題だね。このレストランに行くことを課題にしてみようか？」

C君　「うーんと，できるかなあ……」

セラピスト　「もちろん，この課題じゃなくてもいいんだけど，ちょっとがんばればできる課題がいいと思う。自分でどう思う？　到底無理そう，厳しい，というのであれば違う課題のほうがいいと思うけど。100点満点中，『朝から中学に行く』というのが100点なら，『レストランに行く』は，何点くらいかな？」

C君　「うーん，4，50点くらいかな？」

セラピスト　「4，50点なら，ちょっとがんばればできる課題のひとつかもね。ほかにあるかな。いくつか出してみて，選んでみよう」

解説

この事例が示すように，課題設定は，①日常的なものであること，②実施可能性が高い対処が設定できること，③本人の興味関心があるもの，に定める必要がある。この①②③がそろうまで，患者および保護者と話し合う。

2 「自分でできる工夫」だけでなく「周りの人からの配慮」を入れて合理的配慮を受ける体験を促す

ACATの後半で行う対処の計画は，「周りの人からの配慮」と「自分でできる工夫」に大別される。ASD児・者にとって，日常生活の困難への対処は一人ですべきではない。周りの人に配慮を要請するという行動も，自ら行う工夫と同等に大切な対処スキルとなる。そのため，ACATにおける対処計画を立てるときには，「周りの人からの配慮」を受けやすい状況設定をする必要がある。また，「周りの人からの配慮」の計画を立てる際には，合理的配慮における心理教育を行い，患者がもつ権利について確認し，配慮を受けることに対する肯定的態度をセラピストは貫くべきである。以下に例を挙げる。

●**事例7**――対処計画に，合理的配慮の心理教育を行いながら，具体的な方略を患者と協同で考える（C君・中学1年生）。

セラピスト　「C君と家族が『新しいレストランに行くとき』という状況と，C君の『見通しが立たない』という『ASDの特性』が，合わないんだよね。だから，『ああ，いやだな』と思って，『やっぱりいい』と言ってしまってレストランに行かない，という行動になるんだよね。そのときに，『自分でできる工夫』としては，『1回行ってみたらもう怖くなくなる』と考えたり，『そのお店のホームページを見て，メニューやお店の作りを確認しておく』だったよね。では，次に，C君が受けられそうな，『周りの人からの配慮』についても考えましょう」

C君　「自分でがんばるからいいよ，人からどうこうされなくても」

セラピスト　「もちろん，自分で対処できたら，周りからの配慮が要らないケースもあるよね。それはそれでOKだと思う。ただ，今回は『配慮を受ける練習』なんだよ。だから，あえて作ってみようか」

C君　「人から配慮してもらうのは，なんか悪いと思う」

セラピスト　「何が悪いって思ってるか，教えてくれる？」

C君　「昔から，親とか友達とかに迷惑かけてるから」

セラピスト　「そっか。何を迷惑って思ってるのかな？　迷惑って言われたわけじゃないよね？」

C君　「言われてはいないけど……でも迷惑に違いないよ……」

セラピスト　「たとえばどんなことかな？」

C君　「小6のとき，運動会にどうしても行けなくて……それって，今思えば，音がうるさいからなんだけど。そのときはわからなくて，どうしても無理で，当日に休んじゃったから，オレのチームの人に迷惑かけた」

セラピスト　「なるほどね。やさしいね。突然休んだから，周りが困っただろうっていう話だよね。これから考える『周りの人からの配慮』というのは，ちょっとそれとは質が違うんだ。たとえば，C君が，音に過敏だから，事前に相談して，運動会に参加しなくてもよくしてもらう，というのが，『配慮』なんだよ。『配慮』という言葉の本来の意味は『気遣い』に聞こえてしまうけど，この場合は『周りの人が行う環境の調整』と言ったほうがよいかもしれない」。

C君　「でも，休んだら迷惑かかるじゃん」

セラピスト　「どうだろう。たとえば，D君って人がいたとするね。D君が前もって運動会に出ないことになっていたら，それは，みんなにとって迷惑かなあ？」

C君　「前もってわかってたら，D君なしで計画するから，迷惑じゃないかも」

セラピスト　「そうだよね。D君は何らかの理由で運動会に出られない。そして運動会は集団でやる。つまり，D君とその周りの人たちの，お互いに対して最善の方法を見つけるために，計画的に問題解決をしていくことが，『配慮』なんだよ。だから，『配慮』をすることで良いことが起こるのは，D君だけじゃなくて，周りの人にも同じくらい，いいことがあるんだよ」

C君　「そうか。なんかちょっとわかった気がする」

セラピスト　「よかった。では，考えてみよう。（母親に）この場合，どのような配慮があるべきでしょう。どのような配慮があると，C君が不安に圧倒されすぎず，レストランに行き，食事をすることができるでしょう？」

保護者　「うーん……たとえば，どうせ不登校なので，平日の空いている夕方の早い時間……5時くらいに行くと決めておく，とかも配慮になるんでしょうか？」

セラピスト　「いいですね。はい，配慮です。C君，どうかな？」

C君　「ありです」

セラピスト　「じゃあ，配慮のところに書くね（配慮の箇所に「平日の夕方5時に行くこと，その理由としては，空いている時間だから，と本人に伝える」と書き出す)。ほかにもありますか？」

保護者　「あと，お店のホームページの写真を見せて，お店の雰囲気を知ってもらって，メニューも一緒に見て，何を注文するか全部決めておけばいいのかなと」

セラピスト　「いいですね。C君，お店のなかの写真やメニューをお母さんと一緒に見て，何を注文するか決めておく。そして，注文するのは，今回は緊張してるだろうから，お母さんに注文をお願いしちゃう。ありかな？」

C君　「はい。ありです。そっちのほうがいいです」

セラピスト　「OKです。じゃあ，そう書きましょうか」（配慮の箇所に書き足す）（図❼）

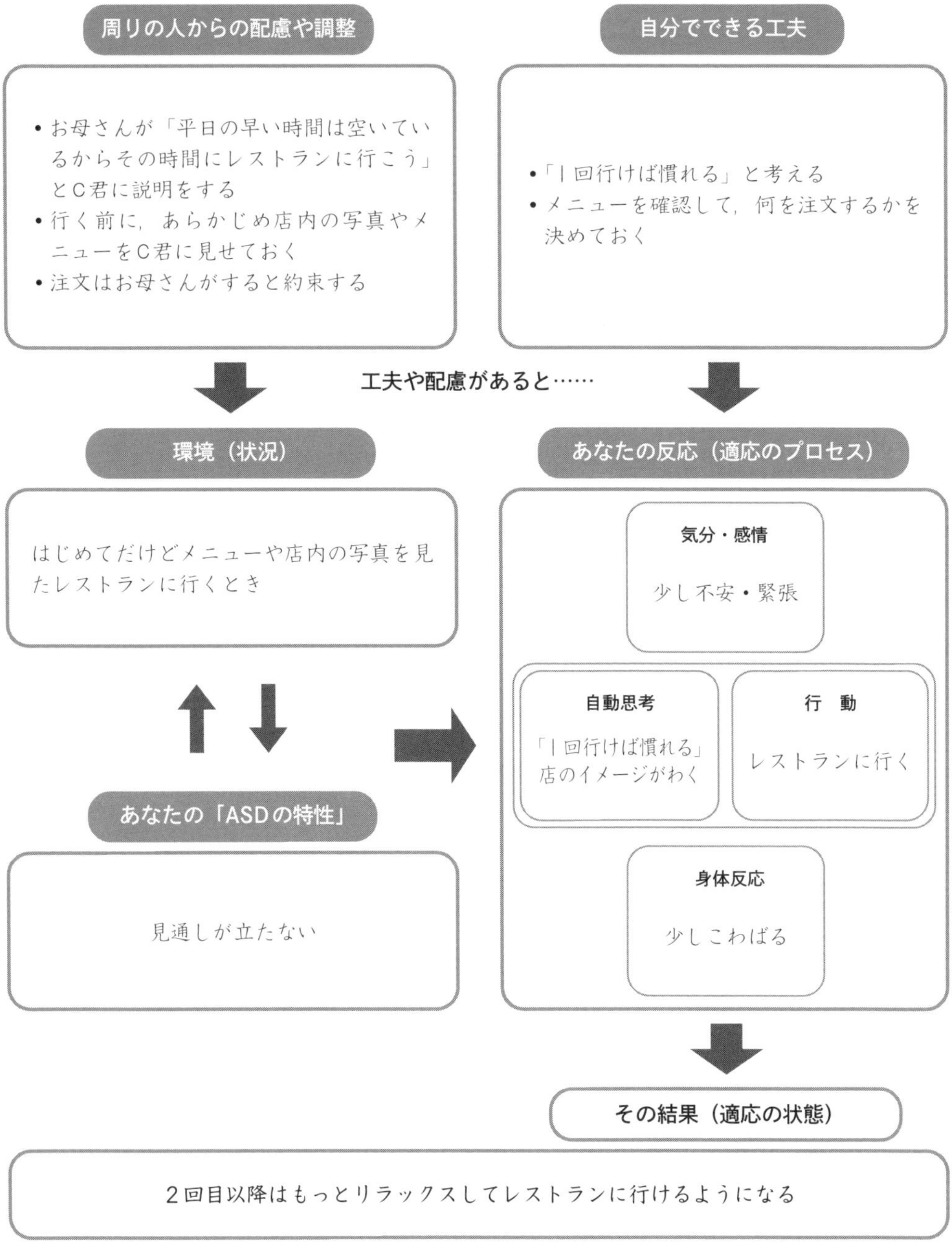
周りの人からの配慮や調整
•お母さんが「平日の早い時間は空いているからその時間にレストランに行こう」とC君に説明をする
•行く前に，あらかじめ店内の写真やメニューをC君に見せておく
•注文はお母さんがすると約束する
自分でできる工夫
•「1回行けば慣れる」と考える
•メニューを確認して，何を注文するかを決めておく
工夫や配慮があると……
環境（状況）
はじめてだけどメニューや店内の写真を見たレストランに行くとき
あなたの「ASDの特性」
見通しが立たない
あなたの反応（適応のプロセス）
気分・感情
少し不安・緊張
自動思考
「1回行けば慣れる」
店のイメージがわく
行　動
レストランに行く
身体反応
少しこわばる
その結果（適応の状態）
2回目以降はもっとリラックスしてレストランに行けるようになる

図❼　C君の対処計画

解説

上記の事例にあるように，配慮を受ける正当な理由や権利を患者が理解し，さらには，配慮を受けることで，患者のみならず，周りの人の助けにもなるのだ（万人にとって良い方法なのだ）ということを，具体的に説明するとよい。また，どのような配慮がよいか，本人も交え，話し合って決めていくことが，ASD児・者の納得感を高め，モチベーションの維持にもつながると考える。また，自らの対処，他者からの配慮を書き出すことによって，視覚化・外在化され，さらにその対処計画によってどのような適応のプロセスが生まれ，どのように適応の状態になるか，という見通しを立てることができる。

4——ACATを終える前に

ACATは，自己理解とセルフヘルプのスキルを身につけることを目的とした短期的なCBTであり，長期的な支援を想定してはいない。そのため，患者の状態や希望に応じて，より長期的な支援の必要性の有無や方法について話し合う必要がある。下記に具体例を挙げる。

1 ACAT終了後の見通しを立てる

ACATは基本的には1回100分，全6回であるため，かなり短期的なCBTと言える。おさらいとなるが，ACATの目的は，大きく分けて以下の4つである。

1. **ASDの診断の有用性を高めること**
2. **患者やその保護者が自身のASDについての特性を理解すること**
3. **自身の「ASDの特性」からくる不適応を，心理的，社会的の両側面から理解すること**
4. **その不適応に対する，具体的な配慮や工夫を実施できるようになること**

最後の「具体的な配慮や工夫を実施できるようになること」に関しては，ACATが終わったあとも練習を重ねていくことが望ましい。さらに，ACAT以外にASDに関する相談ができる場所を確保しておくことが望ましいと考えている。

そのため，ACATが終わる前までに，セラピストは，患者やその保護者にとってどのようなASDについての相談先がありそうかということについて，具体的に話し合う機会をもつことが必要となる。

●**事例8**——ACATが終わったあとの支援をどのようにしていくべきか，相談する（B君・小学6年生）。

セラピスト　「B君，お母さん，今日でACATは5回目です。あと1回でおしまいです。次に，約1カ月後，フォローアップとしてこちらに来てもらって，ちゃんと元気に過ごせているか，ASDとうまく付き合えているかを確認する回があります。それで基本的にはおしまいなのですが，B君には，今後，自分のASDについて，相談できるところってあるのでしょうか？」

保護者　「今までスクールカウンセラーの先生には定期的に会ってたんですけど……でも，ASDについてはあまりわかってないようで……主治医の先生とはお話しできますが，10分ほどなので，どこか，ACATが終わったら継続して相談できるところがあったほうがいいって言われています。私もそうしたいんです」

セラピスト　「そうなのですね。わかりました，一緒に考えましょう。B君には，ACATが終わったあと，相談できそうな人とか，場所とか，あるかな？」

B君　「うーん……僕はスクールカウンセラーの先生がいい！」

保護者　「でも，あの先生，発達障害とか，ASDとか，よくわからないって言ってたじゃない」

B君　「でも，知らない人いやだし。学校も休みたくないし……」

保護者　「もっと専門の人に見てもらわないと……」

セラピスト　「現実的に，B君が通いやすい，馴染んでいる，話しやすい人であるならば，スクールカウンセラーの先生に継続的に支援いただくのも手だと思います。ですが，お母さんの心配もわかりました。その場合，こちらで何を行ったか私のほうから報告書を書いてもいいですよ。それをおもちいただいたうえで，引き継ぐのはどうでしょうか。それでいいかどうか，来週の6回目のときにまた教えてください」

解説

今後の支援をどのようにするかという提案は，普通は即決できない。そのため，少なくとも第5回目には提示し，第6回目ないしはフォローアップのときまでに固められるとよいだろう。支援の継続先がASDの専門家である必要は必ずしもない。たとえばスクールカウンセラーや特別支援教育コーディネーター，担任など，患者の身近にいる人物が望ましいともいえる。

ACATではテキストを用いて自身のASDを理解していくので，そのテキストを用いて本人または保護者が説明する，ないしは書き込んだテキストを読んでもらうことで，支援者の理解を促すことができる。また，セラピストに時間的余裕がある場合は，上記の事例のように，簡単なレポートを作成し，手渡しておくのも，支援の継続に役立つであろう。

2 長期的なフォローアップについて検討する

言うまでもなく，ASD児・者には，その機能や適応にもよるが，セルフケアのほかに周囲からの長期的なサポートがあるほうが望ましい。ACATの内容はCBTであるため，心理的・社会的ケアを自ら効果的な方略で要請するということも含む。つまり，セルフ・マメネジメントのスキルを伸ばすことが目的のひとつではある。しかしながら，ASDの重症度，知的水準，環境の良し悪しによっては，ACATを終えたあとにも長期的なフォローアップを行ったほうがいい患者もいるかもしれない。そのような場合にも，事前に，長期的なフォローアップを行う必要性について，そのメリットについて，またはそのデメリットや負荷について，話し合っておくことが大切である。

●事例9——患者と長期的なフォローアップの必要性について話し合う（C君・中学1年生）。

セラ·ピスト　「来週でACATは6回目です。あとは1カ月後のフォローアップでお会いします。C君，今回の宿題『新しいレストランにどのように行くか』について，計画を立てましたね。それはできましたか？」

保護者　「先生，それがやらなかったんですよ」

セラピスト　「なるほど。どうしてできなかったのか，教えてもらえますか？」

C君　「親と喧嘩しちゃったから，やりたくなくなった」

保護者　「口答えばかりするので，ついイライラして，ゲームを取り上げてしまったんです。そうしたら怒っちゃって，『もう学校の宿題もACATの宿題もやらない！』とキレて，やってないんです。こういうわがままなところがあるんです，この子は」

セラピスト　「つまり，家庭内でほかの問題が起こってしまって，それによって，なかなか家族で宿題に取り組めなかった，ということですね」

保護者　「そうなんです。どうしようもなくわがままで……」

セラピスト　「その，家庭でのトラブルについても，もしかしたら，C君の『ASDの特性』と関連した不適応の体験なのかなと思っています。たとえば，C君に対するご家族の関わり方が，C君の『ASDの特性』に合ってない可能性も感じたんですけど，もうちょっとお話をうかがわせてもらえますか？　また，これは相談なのですが，もしかしたら，もうちょっとC君の『ASDの特性』からくる不適応，これは，C君が悪いというわけではなく，環境とのミスマッチで起こる不適応という意味なんですけど，その部分を明らかにして，何から工夫のターゲットとしていくか，話し合えたらと思います。そのため，ACATの回数を少し増やす必要がありそうです。それについて，お母さんとC君はどう思いますか？」

解説

このように，宿題が何らかの要因で進まない場合には，臨床研究などで回数が限定されていなければ，無理に6回で終わりにするのではなく，回数を限定せずに行ってよい。むしろそのほうが臨床的ともいえる。一方で，見通しを立てるために，「あと10回ほど」などと，大きな枠組みを作っておくことは治療構造が明確になるので，お勧めしたい。この事例の場合は，保護者の関わりと患者の「ASDの特性」のミスマッチからくる不適応が家庭内で多く，新規場面にさらされてみるという課題ができなかった，というエピソードである。この場合，現実に起こりやすい問題を扱うことがより望ましいため，家庭内でよく起こるエピソードの概念化を行い，その後，保護者の配慮の具体的方法，患者の対処の具体的方法を話し合っていくとよい。このようなことが起こる背景には，保護者も，まだ子どもの「ASDの特性」をあまり理解できておらず，つい，自分のこれまでのやり方で接してしまい，トラブルを増長している可能性がある。また，保護者の対人スキルや感情コントロールの低さからくる問題かもしれない。いずれにしろ，セラピストはCBTのモデルを用いて，「よく起こる問題」に対し，詳細にアセスメントをしていくことが先決である。このようにCBTは行きつ戻りつしながら進んでいくことが多い。これをセラピストは，「後退している」と受け取る必要はない。臨床活動においてはよくあることなので，淡々と，粛々と，「『ASDの特性』の理解のフェーズ」「ケースフォーミュレーションのフェーズ」に戻り，その枠組みで理解していくことを繰り返す。これがCBTのスタンスであり，問題解決的な行動といえるであろう。

文　献

Arntz, A., Stupar-Rutenfrans, S., Bloo, J., van Dyck, R., & Spinhoven, P. (2015). Prediction of treatment discontinuation and recovery from Borderline Personality Disorder: Results from an RCT comparing Schema Therapy and Transference Focused Psychotherapy. *Behaviour Research and Therapy.* https://doi.org/10.1016/j.brat.2015.09.002

Beck, A. T. (1970). Cognitive therapy: Nature and relation to behavior therapy. *Behavior Therapy, 1 (2),* 184–200. https://doi.org/10.1016/S0005-7894(70)80030-2

Calzada, L. R., Pistrang, N., & Mandy, W. P. L. (2012). High-functioning autism and Asperger's disorder: Utility and meaning for families. *Journal of Autism and Developmental Disorders.* https://doi.org/10.1007/s10803-011-1238-5

Carter, J. D., McIntosh, V. V., Jordan, J., Porter, R. J., Frampton, C. M., & Joyce, P. R. (2013). Psychotherapy for depression: A randomized clinical trial comparing schema therapy and cognitive behavior therapy. *Journal of Affective Disorders.* https://doi.org/10.1016/j.jad.2013.06.034

Huws, J. C., & Jones, R. S. P. (2008). Diagnosis, disclosure, and having autism: An interpretative phenomenological analysis of the perceptions of young people with autism. *Journal of Intellectual and Developmental Disability, 33 (2),* 99–107. https://doi.org/10.1080/13668250802010394

Mogensen, L., & Mason, J. (2015). The meaning of a label for teenagers negotiating identity: Experiences with autism spectrum disorder. In *Children, Health and Well-being: Policy Debates and Lived Experience.* https://doi.org/10.1002/9781119069522.ch7

Neenan, M., & Dryden, W. (2004). *Cognitive therapy : 100 key points and techniques.* Brunner-Routledge.

Wetzelaer, P., Farrell, J., Evers, S. M. A. A., Jacob, G. A., Lee, C. W., Brand, O., & Arntz, A. (2014). Design of an international multicentre RCT on group schema therapy for borderline personality disorder. *BMC Psychiatry, 14,* 319. https://doi.org/10.1186/s12888-014-0319-3

伊藤絵美（2005）認知療法・認知行動療法カウンセリング．星和書店．

伊藤絵美，石垣琢磨＝監修／大島郁葉，安元万佑子＝著（2011）認知行動療法を身につける――グループとセルフヘルプのためのトレーニングブック．金剛出版．

参考図書

デイビッド・ファウラー，エリザベス・カイパース，フィリッパ・ガレティ［石垣琢麿，丹野義彦，東京駒場CBT研究会＝訳］（2011）統合失調症を理解し支援する認知行動療法．金剛出版．
伊藤絵美（2005）認知療法・認知行動療法カウンセリング．星和書店．
伊藤絵美，石垣琢麿＝監修／大島郁葉，安元万佑子＝著（2011）認知行動療法を身につける——グループとセルフヘルプのためのトレーニングブック．金剛出版．
伊藤絵美，石垣琢麿＝監修／大島郁葉，葉柴陽子，和田聡美，山本裕美子＝著（2015）認知行動療法を提供する——クライアントとともに歩む実践家のためのガイドブック．金剛出版．
三田村仰（2017）はじめてまなぶ行動療法．金剛出版．
マイケル・ニーナン，ウィンディ・ドライデン［石垣琢麿，丹野義彦，東京駒場CBT研究会＝訳（2010）認知行動療法100のポイント．金剛出版．
日本認知・行動療法学会＝編（2019）認知行動療法辞典．丸善出版．
大島郁葉＝編著／ 鈴木香苗＝著（2019）事例でわかる 思春期・おとなの自閉スペクトラム症——当事者・家族の自己理解ガイド．金剛出版．

第３部

ASD（自閉スペクトラム症）に気づいてケアするプログラム

ASD（自閉スペクトラム症）に気づいてケアするプログラム

ACAT
Aware and Care for my Autistic Traits

名前 ____________________

ACATを開始した日：　　年　　月　　日

毎週　　曜日　　時から行う

ACATの目的

ACATは，自閉スペクトラム症の診断を受けた人とその家族のためのプログラムです。ここでは，自閉スペクトラム症（Autism Spectrum Disorder）のことを，英語の頭文字を取って，「ASD」と呼びます。

ASDの人には，「ASDの特性」があるがゆえに，生活していくうえでいろいろな「困ったこと」が起こります。ACATでは，「ASDの特性」に関連する「困ったこと」を減らし，社会適応と心理的適応を高めることを目的とします。

ACATの流れ

ACATは次のような流れで行います。

①ASDを理解しながら，あなたのASDに気づきます。
②あなたのASDと関連する「困ったこと」のからくりを理解します。
③自分で工夫を行うこと，もしくは周囲からの配慮を受けることで，あなたの「困ったこと」を減らすケアをします。

ACATは基本的に全6回，1回100分です。最初にプレセッション（0回目），終わりにフォローアップセッションがあります（図❶）。回数は限定されない場合もあるので，担当者とよく話し合って決めてください。

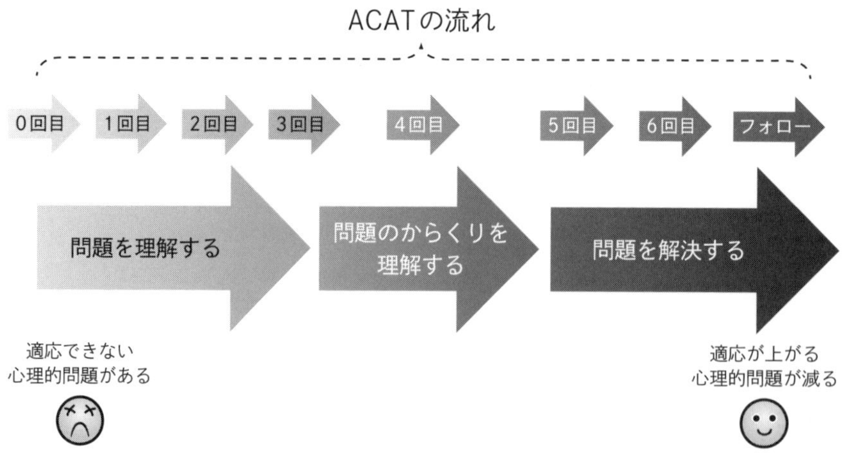

図❶　ACATのスケジュール

目　次

プレセッション	• ACATがどんなプログラムなのかを知ります。 • あなたが診断されたASDとはどのようなものかを知ります。 • 心理検査の結果からあなたについて知ります。
↓	
第1回	•「適応」とは何かを知ります。 • 認知行動療法とは何かを知ります。 • あなたの「ASDの特性」を理解します。
↓	
第2回	• あなたの「ASDの特性」の「強み」と「弱み」を理解します。 • あなたの「ASDの特性」と関連する不適応を認知行動モデルで理解します。
↓	
第3回	• あなたの「ASDの特性」に名前をつけます。 • あなたの「ASDの特性」と関連する不適応を認知行動モデルで理解します。
↓	
第4回	• あなたの「ASDの特性」と関連する不適応のパターンを，認知行動モデルでまとめます。
↓	
第5回	• あなたの「ASDの特性」と関連する不適応を認知行動モデルで理解して，「自分の対処」「周りの人からの配慮」の計画を立て，実行します。
↓	
第6回	• あなたの「ASDの特性」と関連する不適応を認知行動モデルで理解して，「自分の対処」「周りの人からの配慮」の計画を立て，実行します。 • あなたの「ASDの特性」に対する「強み」と「弱み」，対処をまとめます。
↓	
フォローアップ	• あなたの「ASDの特性」をうまくケアし，適応しつづけられているかを確認します。

年　　月　　日

プレセッション

ACATを始める前に

プレセッションで行うこと

- □ ACATがどんなプログラムなのか説明を聞きます ……… 分
- □ ASDとはどのようなものかを知ります ……… 分
- □ ADHDについて知ります ……… 分
- □ 心理検査からあなたについて知ります ……… 分
- □ 【ワーク】あなたがなぜACATに参加したか，ACATで何をしたいかについて，教えてください ……… 分
- □ 今日のACATの感想を言います ……… 分

ACATがどんなプログラムなのか説明を聞きます

このプログラムは「ACAT（エーキャット）」といいます。これは，**A**ware（気づく）and **C**are（ケアする）for my **A**utistic **T**raits（「ASDの特性」）という英語の文章の略語です。ACATでは，自分の「ASDの特性」からくる問題に対して，1～3のプロセスを経て，問題解決を目指します（図❶）。

1．問題に気づく

ASDは，その特性からさまざまな問題が起こりやすいのですが，特性そのものは目に見えないので，自覚しにくいといえます。ACATではまず，「ASDの特性」について知ります。ASDには，あなたの生活を楽しくするような「強み」も，あなたや周りを困らせるような「弱み」もあります。あなたのASDを理解していくと，自分の「ASDの特性」がどのように毎日の生活のなかで自分に影響を与えているか，気づけるようになります。

2．問題のからくりを理解する

ASDからくる問題には「からくり（パターン）」があります。その「からくり」を見つけると，そのからくりを解くヒントを思いつくことができます。そのためACATでは，あなたのASDからくる問題のからくりのパターンをはっきりさせます。

3．問題をケアする

ここでは，あなたの「ASDの特性」と関連した問題に着目し，どのような工夫や配慮があなたの適応を上げるかを考え，実行します。

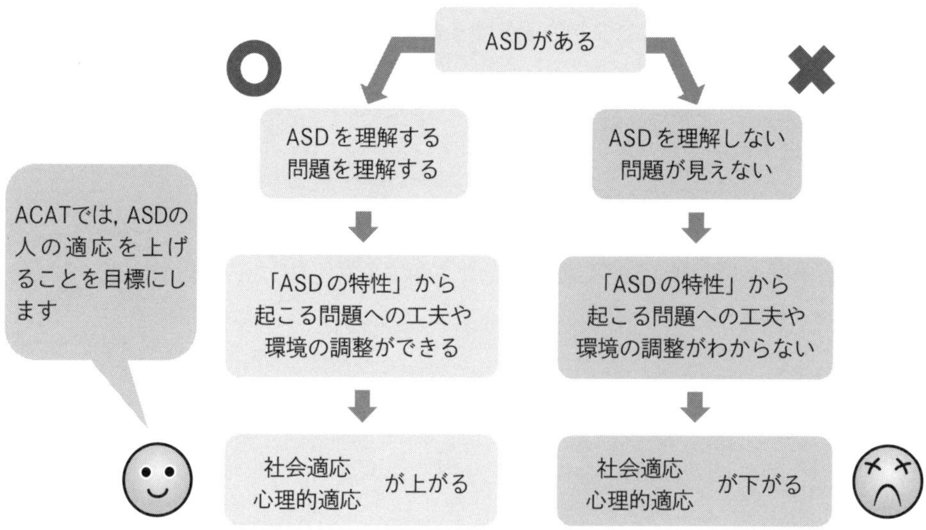

図❶　ACATの目的とそのプロセス

ASDとはどのようなものかを知ります

ASDには，次のような特徴があります。

- 人間関係をもちつづけることやコミュニケーションに難しさがある
- 自分の興味や，自分のやり方を最優先させたいという意識が強い

これらのために，本人や周りが困っている状態

ASDと診断される人は，100人に1人から5人くらいです。一方，診断まではいかなくともASD傾向のある人は，100人に10人ほどいると言われています。

ASDにはさまざまな症状があります。ASDの中核的な症状もあれば，間接的に関係している症状もあります。これを図❷にまとめました。

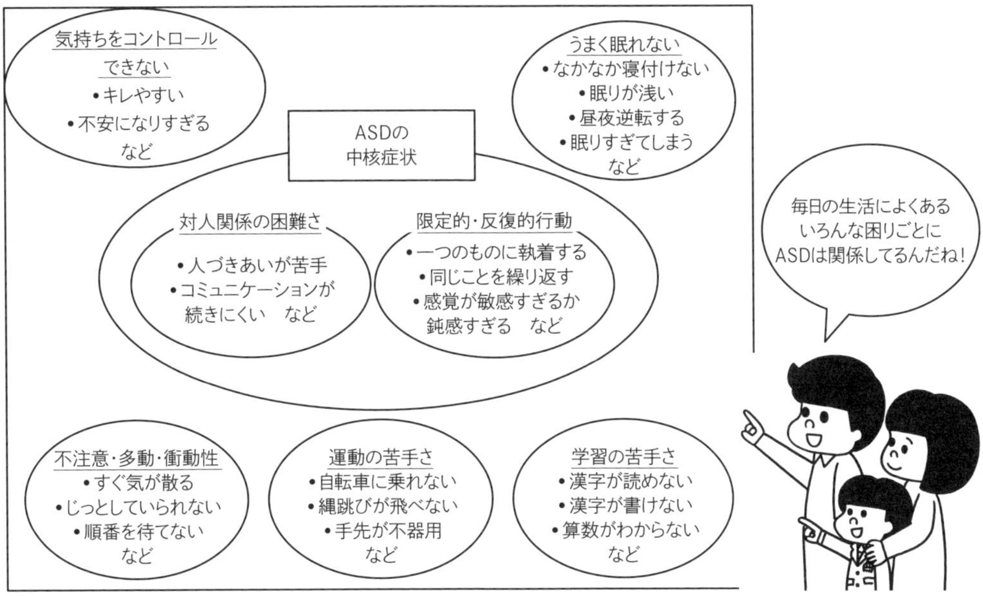

図❷　ASDの中核症状と周辺症状

このようにASDは生活のさまざまな場面で，あなたの生活に影響を与えます。

あなたはASDと診断されています。それは，何を意味しているのでしょうか。ASDと診断された場合，それは，自分のASDに対して積極的な工夫（ケア）をする必要がある，ということを意味しています。そのように工夫を続けることで，ASDからくる不適応に振り回されることが減るでしょう。そのためには，自分や周りの人が，あなたのASDを過小評価（例「他の子たちと一緒に見えるので，特別なことはしなくても大丈夫」と決めつけるなど）せず，またはASDの診断に圧倒されすぎずに（例「診断されたら人生おしまいだ」「頭のおかしい人間だ」などと考える），自分のASDについて正しく理解していくことがとても大切なのです。

ACATでは，ASDに対して工夫や配慮をする前に，まずはあなたが「ASDの特性」について，しっかりと理解していくことをお手伝いしていきます。そのうえで，どのような状況において「ASDの特性」があなたに不適応を引き起こすのかを理解し，どのような工夫や配慮が，あなたの適応を上げることになるのかを考え，実践していくお手伝いをします。

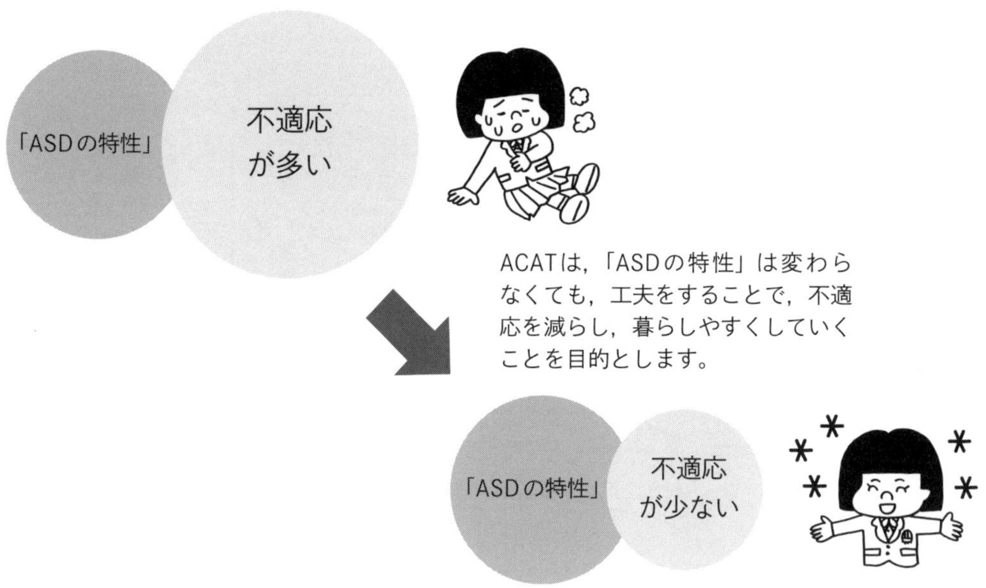
「ASDの特性」
不適応
が多い
ACATは，「ASDの特性」は変わらなくても，工夫をすることで，不適応を減らし，暮らしやすくしていくことを目的とします。
「ASDの特性」
不適応
が少ない

ADHDについて知ります

発達障害は，1つだけもっているよりも，いくつか併せもっていることが多いということがわかっています。ASDの人が多くもっているほかの発達障害に，注意・欠如多動症（ADHD）というものがあります。

ADHDとは，「不注意」「多動」「衝動」を特徴とする発達障害のひとつです。この3つの特徴からADHDを解説します。

「不注意」とは，さまざまなものに注意を集中できないことをいいます。

たとえば……

- いつも何かを間違えてしまう
- 集中力が続かない
- 人の話を聞いていないと言われる
- やらないといけないことを，途中でやめてしまう
- 何から始めたらいいかわからなくなってしまう
- めんどうなことをやらない
- 物をなくしてしまう
- すぐ気が散る
- 忘れ物が多い

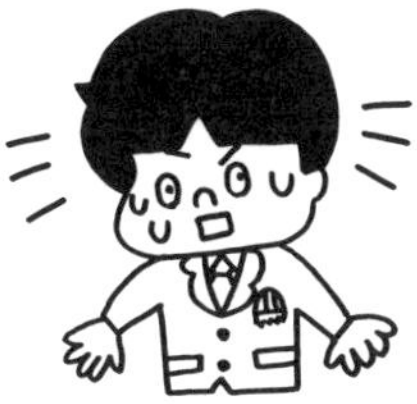

「多動」とは，じっとしていられず，いつも動くことをいいます。

たとえば……

- いつもそわそわしている
- 座ったまま，じっとしていられなくて，すぐに立ち歩く
- やたらと，走り回ったり，高いところに登ったりする
- 静かに遊んでいることができない
- エンジンで動かされているように動く
- しゃべりすぎる

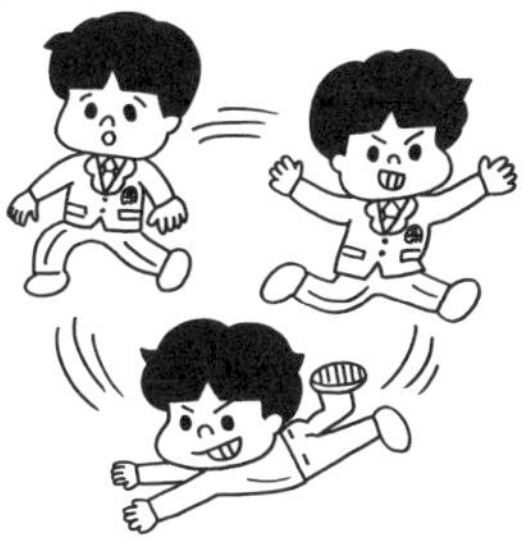

「衝動」とは，結果を考えずとっさに行動してしまうことをいいます。

たとえば……

- ほかの人の話をさえぎって，しゃべってしまう
- 順番を待てない
- ほかの人の邪魔をしてしまう

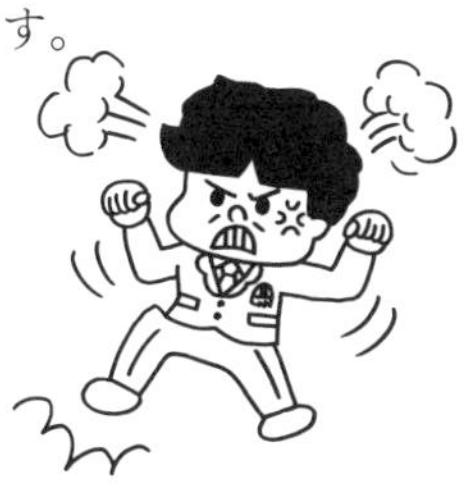

心理検査からあなたについて知ります

ACATではASDについての心理検査を行うことをすすめています。

もし，あなたがASDに関する検査を受けていたら，受けた検査の結果を担当のセラピストと一緒に確認して，その結果からわかるあなたのASDの特徴をメモしていきましょう。

人付き合いの特徴（ADOS・ADI－Rの結果）		多い ⟷ 少ない
	□ 人に興味が向くこと	⟷
	□ 人と一緒に過ごしたがること	⟷
	□ 人の気持ちを察すること	⟷
	□ 仲間づくりをしたがること	⟷
	□ その他（　　　　　　　　）	⟷
コミュニケーションの特徴（ADOS・ADI－Rの結果）		多い ⟷ 少ない
	□ 人と雑談をすること	⟷
	□ 視線，身振り，手ぶりを使いながら話すこと	⟷
	□ 人からの言葉以外のサインをキャッチすること	⟷
	□ 人から言われたことを正確に理解すること	⟷
	□ 自分の考えや経験を，相手が理解できるように正確に伝えること	⟷
	□ その他（　　　　　　　　）	⟷
こだわりの特徴（ADOS・ADI－Rの結果）		弱い ⟷ 強い
	□ 興味の範囲が深くてせまいこと	⟷
	□ 変化を嫌うこと	⟷
	□ どこまでも追求したくなること	⟷
	□ 自分のやり方に固執すること	⟷
	□ その他（　　　　　　　　）	⟷

衝動性・不注意・多動さ（ADHD-RSの結果）		少ない	多い
	□ じっとしていられない		
	□ 静かにしていられず，さわいでしまう		
	□ 気をつけようとしても不注意によるミスがある		
	□ 人からの指示を受けても，すぐに忘れてしまう		
	□ その他（　　　　　　　　　　　　）		
感覚の特徴（感覚プロファイルの結果）		少ない	多い
	□ 同じ形が並んでいたりすると，気持ち悪くなる		
	□ 触れないものがある		
	□ 音に過敏なことがある		
	□ においや味に敏感なことがある		
	□ 姿勢を保持できないことがある		
学習の仕方（WISC-Ⅳの結果）		得意	不得意
	□ ことばで理解すること		
	□ 目で見て理解すること		
	□ 耳で聞いたことを頭のなかで覚えておくこと		
	□ すばやく作業すること		
その他の検査（　　　）			
	□		
	□		
	□		
	□		

ワーク

あなたがなぜACATに参加したか，ACATで何をしたいかについて，教えてください

あなた

「なぜACATに参加しようと思いましたか？」

例 自分のクセをもっと知りたいと思ったから。お母さんに言われたから。

「あなたは今，どんなことで困っていますか？（困ってきましたか？）」

例 朝起きられない。学校が嫌い。

「ACATを通して，どうなれたらいいと思いますか？」

例 学校に行かなくていいけど，朝起きられるようになりたい。

家族

「あなたはなぜACATに参加したいと思いましたか？」

例 子どもへの関わり方がわからないから。

「お子さんは今，どんなことで困っていますか？（困ってきましたか？）」

例 学校に行けないこと。

「ACATを通して，どうなれたらいいと思いますか？」

例 少しでも学校に行ってほしい。

感想を書きましょう

あなたの感想

家族の感想

年　月　日

第1回

あなたのASDを理解しよう

今日のACATで行うこと

- □ 1週間の様子を教えてください ……　分
- □「適応」とは何かを知ります ……　分
- □ 認知行動療法について理解します ……　分
- □ あなたの「ASDの特性」を理解します ……　分
- □「ASDの特性」に「強み」があることを理解します ……　分
- □ ホームワークを設定します ……　分
- □ 今日のACATの感想を言います ……　分

1週間の様子を教えてください

●からだの調子

よい
100点

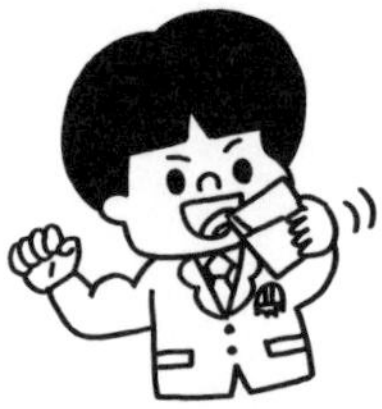

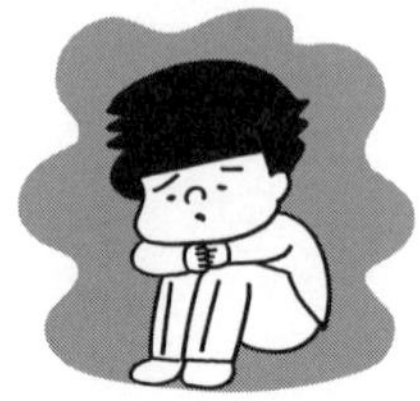

わるい
0点

当てはまるものに○をつけましょう

元気いっぱい　つかれた　だるい　すっきりしている
おなかが痛い　寒気がする　その他（　　　　　　　）

●こころの調子

よい
100点

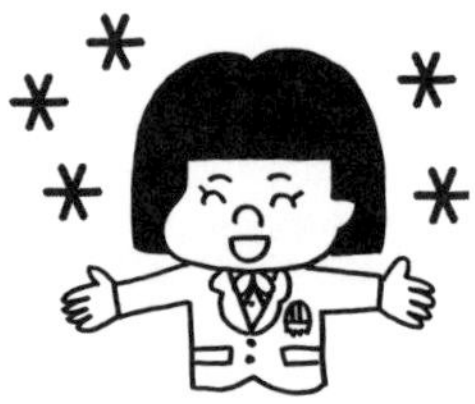

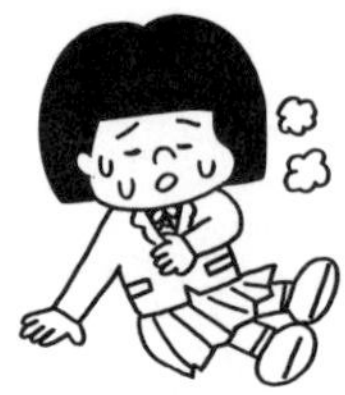

わるい
0点

当てはまるものに○をつけましょう

元気いっぱい　たのしい　うれしい　不安だ　こわい　イライラする
傷つく　さみしい　すがすがしい　その他（　　　　　　　）

●何が原因で，気分や体の変化がありましたか？

「適応」とは何かを知ります

ACATでは，ASDの人が，ASDをもちつつも，自分で工夫をして，さらには周りの配慮を受けて，日常生活において「適応」していくことを目指します。

「適応」とは，日々の生活のなかで，自分が楽しんで生活できたり，すべきことをこなせたりして，ある程度の満足感をもって暮らせることをいいます。

一方「不適応」は，大まかに「心理的不適応」と「社会的不適応」に分けることができます。「社会的不適応」は，実際に日常生活（学校や，仕事や，友達付き合いはもちろん，趣味や家での生活も含みます）で「困ったこと」が起きている程度を指します。「心理的不適応」は，自分に自信がなかったり，いつも「失敗するかもしれない」と心配したり，心のなかで「困ったこと」が起きている程度を指します。ACATでは，これらの両方の不適応を減らす工夫を積極的に行います。

「社会的不適応」と「心理的不適応」の例を，図❶に挙げました。あなたがどこに当てはまりそうか，確認してみましょう。

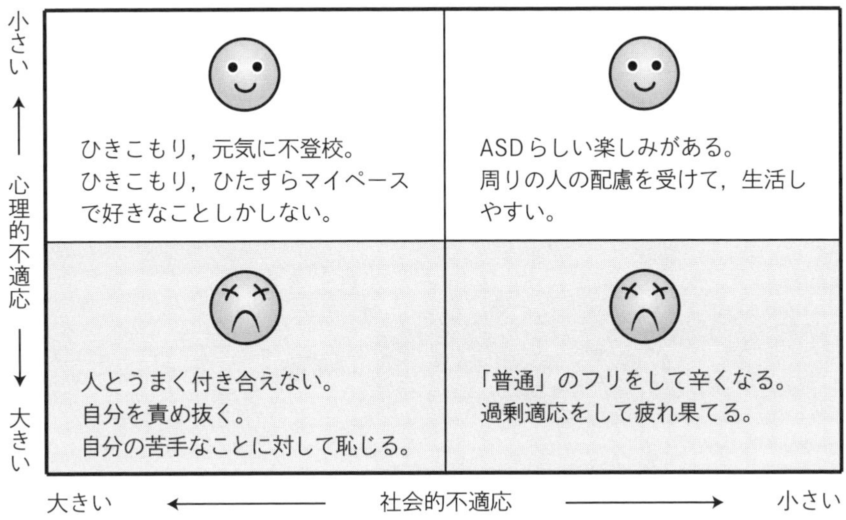

図❶　社会的不適応と心理的不適応の関連

認知行動療法について理解します

認知行動療法は，ストレスを上手に減らすために使う専門の心理療法です。認知行動療法では，あなたのASDからくる不適応を，担当の先生，家族，あなた，という全員で理解します。そして，その不適応を，減らすためのケア（工夫）を話し合います。工夫の仕方として，主に，「考え方」や「行動」を変える方法を用います。考え方や行動を変えることで，ストレスが減り，生活しやすくなることがあります（図❷）。

問題を理解する
問題のからくりを理解する
問題をケアする

図❷　認知行動療法の流れ

ACATでは，認知行動療法の理論にもとづいた「認知行動モデル」という図を使って，あなたの「困ったこと」を理解していきます。

また，ASDの人は，その特性と合う環境，合わない環境によって，適応できるか，不適応になるかが変わっていきます。それが図❸です。

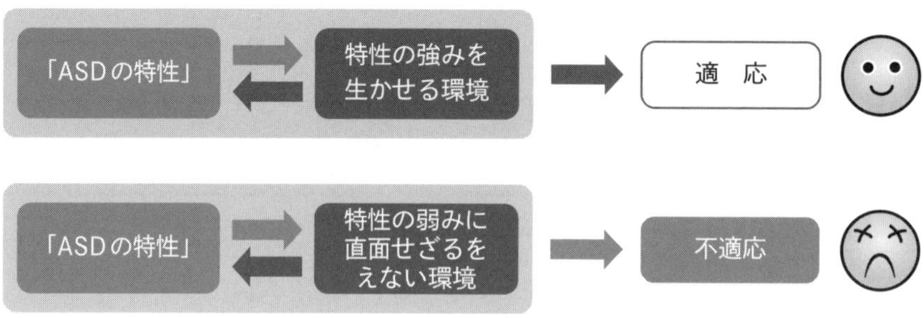

図❸「ASDの特性」と環境の関連

「ASDの特性」と「環境」が合っていると，「適応」が上がり，反対に，「ASDの特性」と「環境」が合っていない（ミスマッチだ）と，不適応になることがあります。そのためACATでは，認知行動モデル（図❹）に，「ASDの特性」を含めて，あなたの不適応の体験について考えます。

そのようにすることで，自分のどの「ASDの特性」が，どのように自分を適応させているか，不適応にさせているか，視覚的に理解しやすくなります。

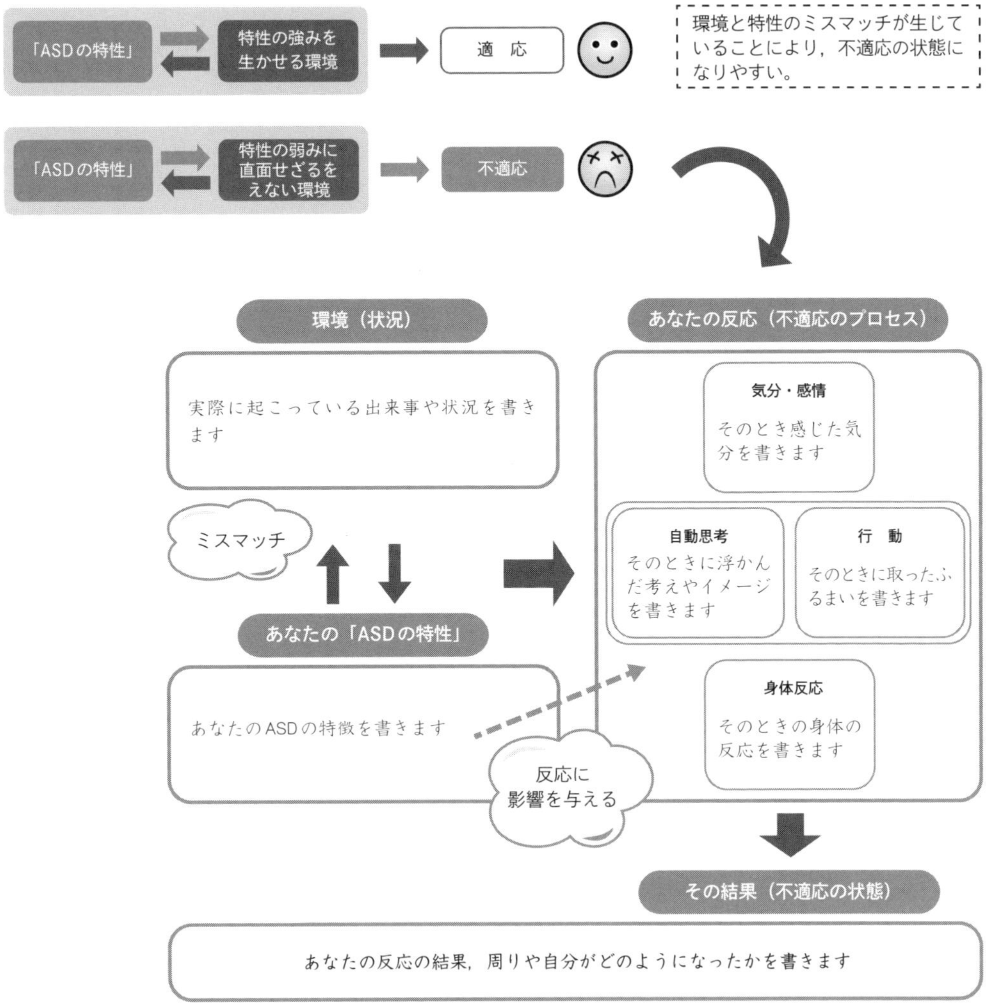

図❹　ACATで使う認知行動モデル（工夫なし・不適応）

ここでは，架空の人物・猫田さん（14歳，中学生女子）を例に挙げてみましょう。

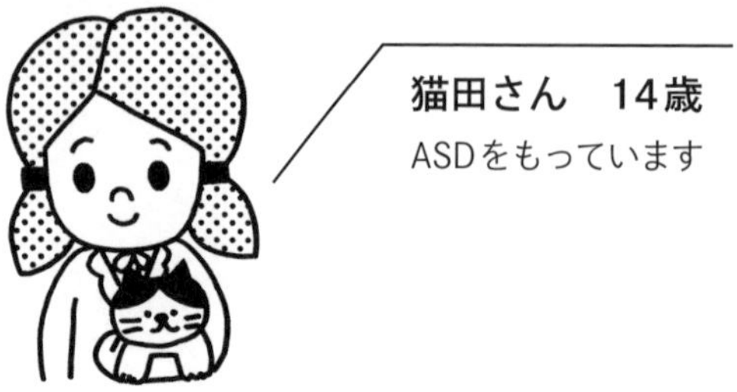

猫田さんには困っていることがあります。毎朝，学校に行く時間になると（「状況」のことです），学校に行くことを避けてしまう（「不適応の状態」のことです）のです。なぜ，猫田さんがそうなってしまうか，自分でもわからないですし，家族も，先生も理解できなくて困っていました。

猫田さんはこれを，認知行動モデルに書き出せるところまで書き出してみました。それが図❺です。

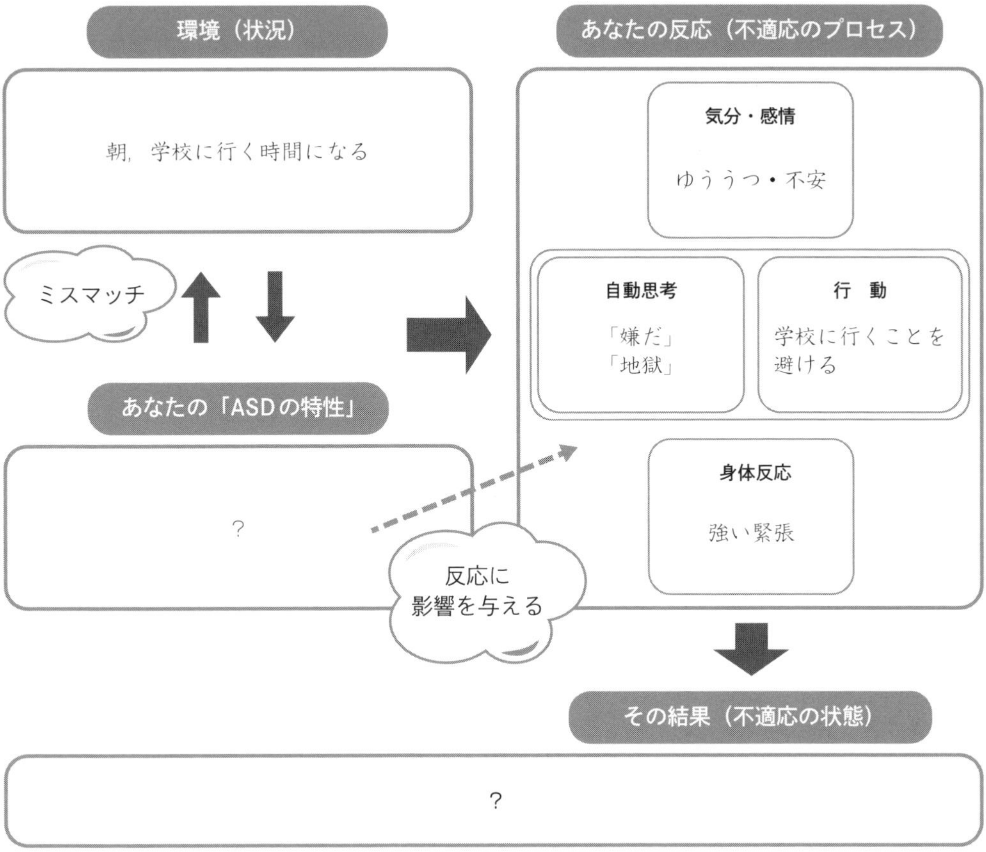

図❺　猫田さんの認知行動モデル

こんなふうに書き出してみると，猫田さんの「不適応」は，「学校に行く」という，みんなにとって苦痛ではなさそうな「状況」によって引き起こされていることがわかります。学校で，特段嫌なことがあるかというと，そんなこともありません。

では，猫田さんのどんなASDがこのストレス反応に関係しているのでしょう？

猫田さんは，さまざまな発達検査を受けました。そうすると，いろいろな「ASDの特性」がわかりました。そのひとつに，「音にとても敏感」ということがありました。その特徴を含めた認知行動モデルが，図❻です。

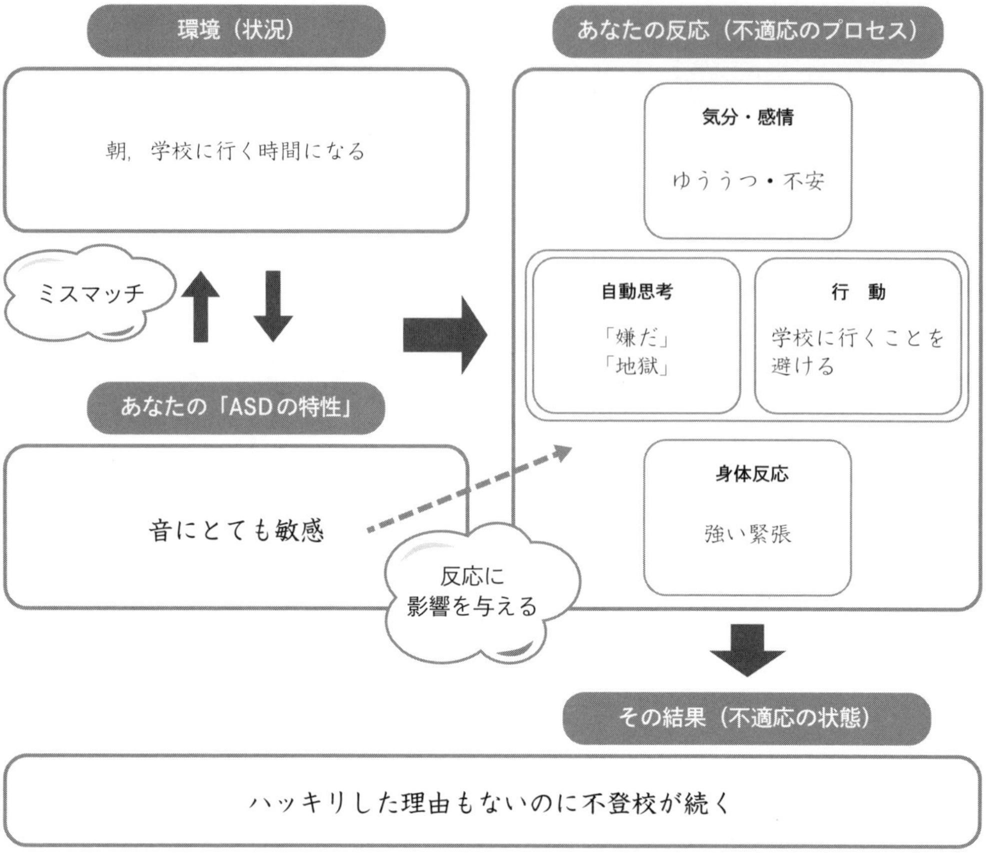

図❻　猫田さんの認知行動モデル（改訂版）

このように，猫田さんは，自分の「ASDの特性」を，認知行動モデルの図に書き出しました。書き出してみると，自分の「ASDの特性」が自分の学校に行きたくない理由に結びついていることがわかりました。だから，猫田さんは「ハッキリした理由もないのに不登校が続く」のだということに気が付きました。

猫田さんは，自分の不適応の「からくり」がわかったので，次に，「工夫できそうなこと」「配慮してもらえそうなこと」を，お母さんと考え，このように書き出しました。それが図❼です。

周りの人からの配慮	自分でできる工夫
• お母さんから，学校の先生に「うちの子は音に過敏なので，デジタルイヤホン（音が聞こえすぎることを防ぐイヤホン）を学校でつけさせてもらう」ことを相談してもらう • 学校の先生から，デジタルイヤホンをつけることを許可してもらう	• 朝，学校へ行く前にデジタルイヤホンを両耳につける • ホームルームが始まる直前に教室に入るようにする

図❼　猫田さんの配慮と工夫

猫田さんは，「周りの人からの配慮」と「自分でできる工夫」をよく見くらべました。両方とも，「できそうだ」と感じました。実際に，お母さんに「配慮」を実行してもらい，自分でも「工夫」を実行しました。その結果，猫田さんの反応は図❽のように変化しました。

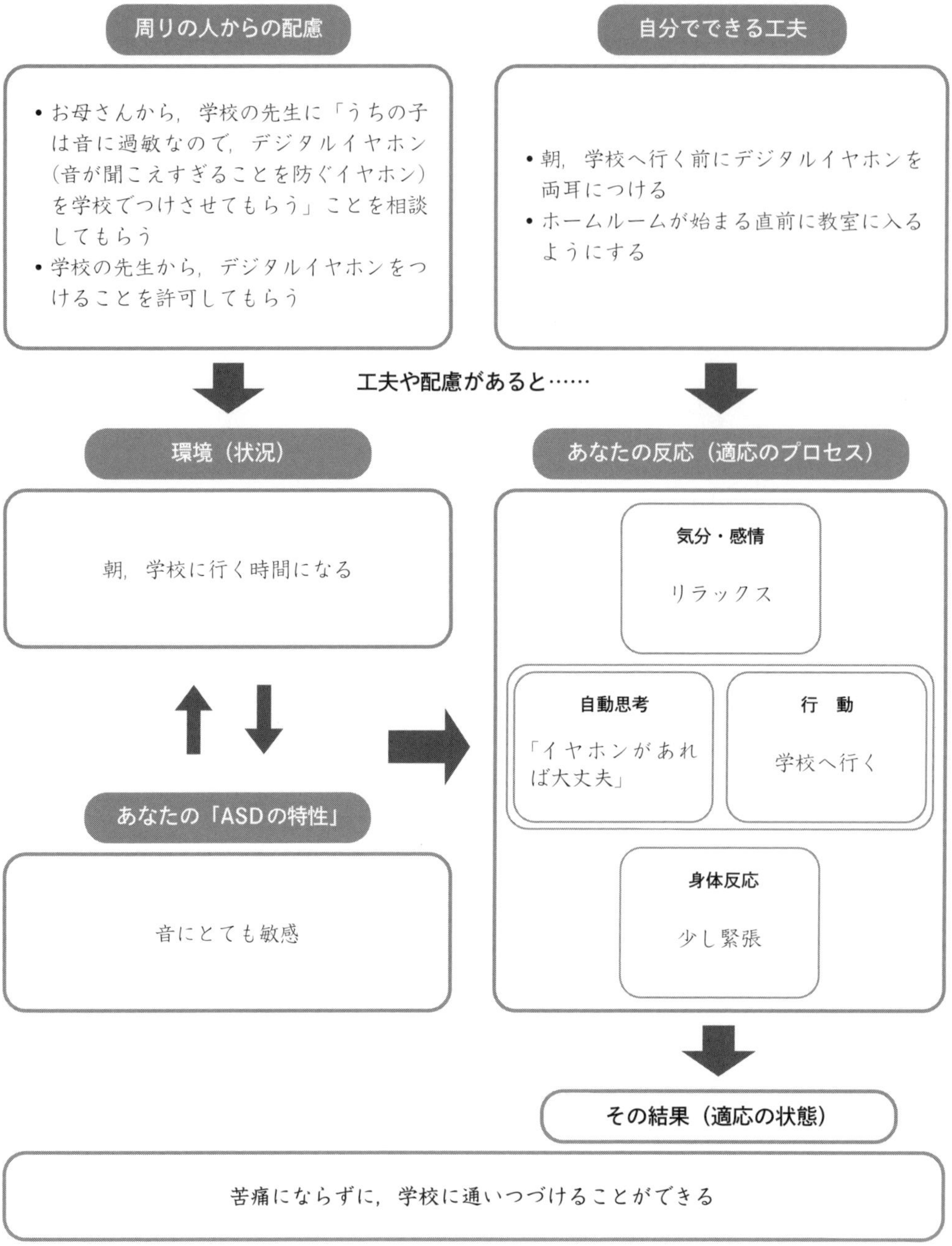
周りの人からの配慮
• お母さんから，学校の先生に「うちの子は音に過敏なので，デジタルイヤホン（音が聞こえすぎることを防ぐイヤホン）を学校でつけさせてもらう」ことを相談してもらう
• 学校の先生から，デジタルイヤホンをつけることを許可してもらう
自分でできる工夫
• 朝，学校へ行く前にデジタルイヤホンを両耳につける
• ホームルームが始まる直前に教室に入るようにする
工夫や配慮があると……
環境（状況）
朝，学校に行く時間になる
あなたの「ASDの特性」
音にとても敏感
あなたの反応（適応のプロセス）
気分・感情
リラックス
自動思考
「イヤホンがあれば大丈夫」
行　動
学校へ行く
身体反応
少し緊張
その結果（適応の状態）
苦痛にならずに，学校に通いつづけることができる

図❽　猫田さんの認知行動モデル（完成版）

このような「配慮」と「工夫」によって，猫田さんは，学校に苦痛なく通うことができるようになりました。

猫田さんの例にあるように，ACATの認知行動モデル（図❾）を使うことで，あなたの「ASDの特性」と，あなたの不適応との関係が明らかになります。この関係が理解できたら，次に，新しい工夫や配慮の方法を見つけることができます。

ACATでは，認知行動モデルを使って，あなたの「ASDの特性」と，あなたの不適応のプロセスについて正しく理解し，その後，新しい工夫や配慮の方法を作り，適応のプロセスを経て，適応を上げられるようになることを目的とします。

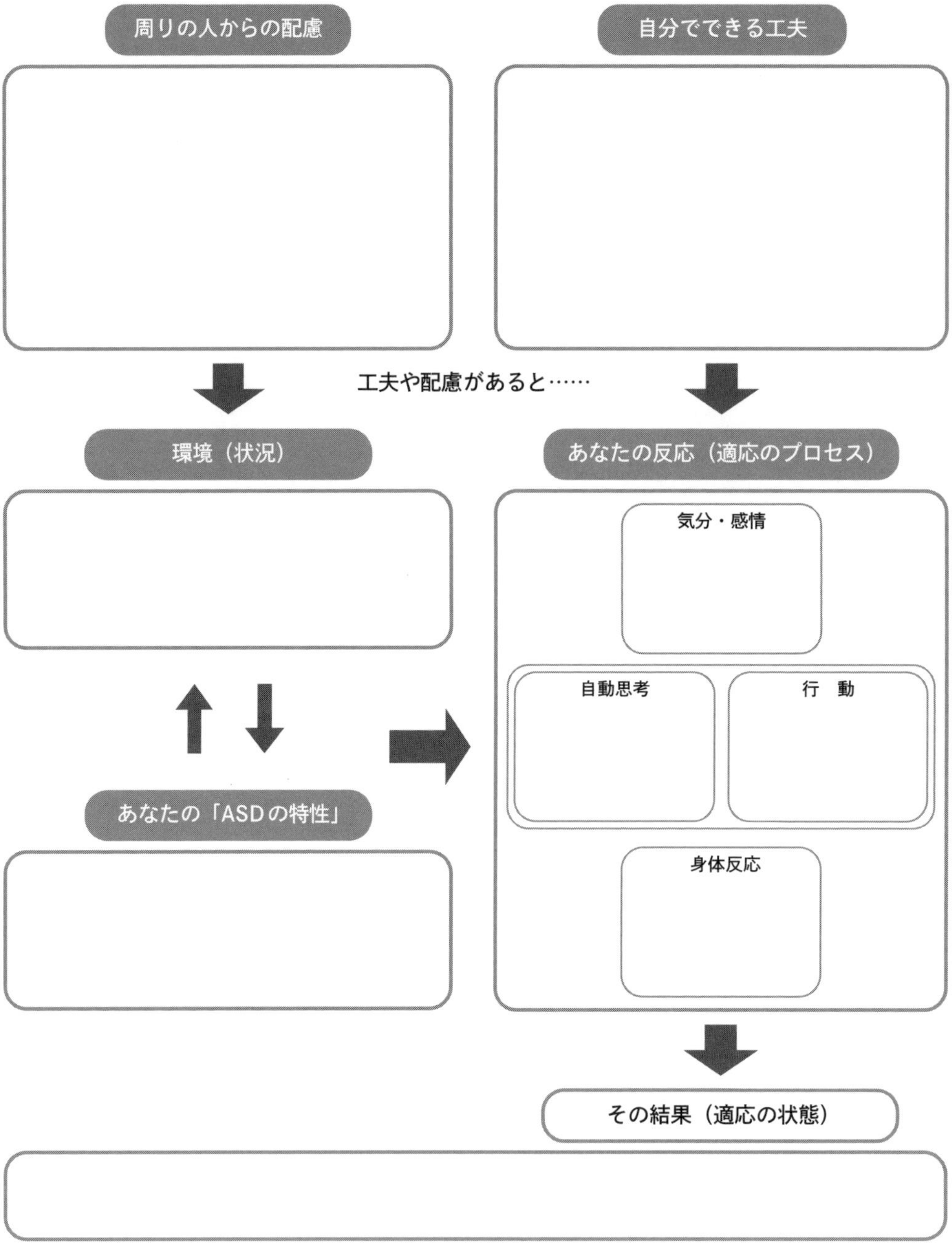

図❾　ACATの認知行動モデル（工夫あり・適応）

あなたの「ASDの特性」を理解します

あなたは自分に「ASDの特性」があることを，どんなときに意識するでしょうか？　おそらく，何か失敗をしたときや，人といて，違和感をもったときに，それは自分のASDのせいかな，と思う人もいるかもしれません。もしくは，周りからASDだと言われても，いったい自分の何がASDなのか，人との違いは何なのか，ピンと来たことがない，という人がいるかもしれません。

このように，ピンと来ているか来ていないかにかかわらず，ASDをもっていると，それをもたない人との間には，物の感じ方やふるまいに違いがみられます。ASDの人特有のものの捉え方を，このテキストでは「ASDの特性」と呼ぶことにします。

この「ASDの特性」がある／ない，ということ自体は，「タイプ」の違いです。あるから良い，ないから悪い，など，どちらが良い／悪いというものではありません。たとえば外国と日本の文化の違いのようなものです。外国と日本には文化の違いがあることを知らないと，お互いに誤解したり，されたりすることがあります。それを避けるためには，互いの文化を「知る」もしくは「理解」することが必要です。

ASDがある人もない人も，お互いの特性を知らないと，誤解したり，されたりしてしまうことがあります。そのため，お互いに「違うタイプだ」ということを理解するために，「ASDの特性」を理解することが大切なのです。

以下に，ASDをもつ人ともたない人の，それぞれの「特性」の例を挙げていきます。

人付き合いについての特性

「人付き合い」とは，人の気持ちや意図をどのように汲み取るか，どの程度，人に興味をもつか，そして，どのように人間関係を維持するか，といったことをいいます。

ASDをもつ人ともたない人では，それぞれこのような特性があります。

人付き合いについて

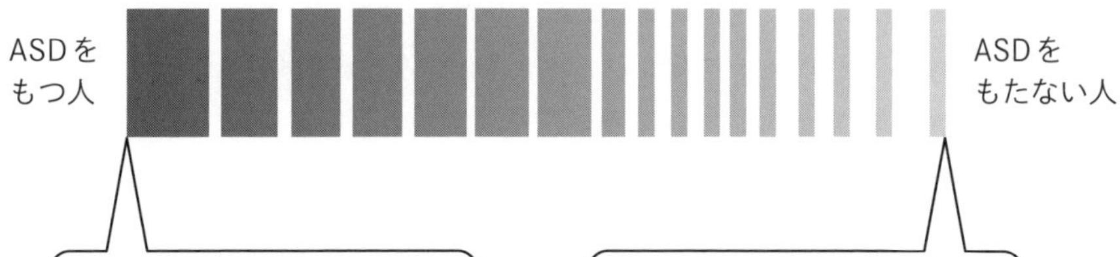

自分のペースを大事にすることが得意

- 自分のペースで動くことが好き
- 人と関わるときに，混乱することが多い
- 人との付き合いを続けることに難しさがある
- ひとりでも自分の好きなものや楽しいことに夢中になれる
- 人と一緒にずっといると，マイペースにできないので，疲れてしまう

など

相手のペースを大事にすることが得意

- 人に合わせることが得意
- なんとなく人との関わり方，距離感の捉え方を知っている
- 人との付き合いを続けることが，努力しないでもできる
- ひとりでいるよりも人といることを好む
- 人と一緒にいてもあまり疲れない

など

コミュニケーションについての特性

コミュニケーションとは，自分の意図を正しく相手に伝えることや，相手から言われた意図を汲み取ることや，人とやりとりを持続させることをいいます。言葉でのコミュニケーションと，言葉以外（身振り，手ぶり）のコミュニケーションがあります。ASDをもつ人ともたない人では，それぞれこのような特性があります。

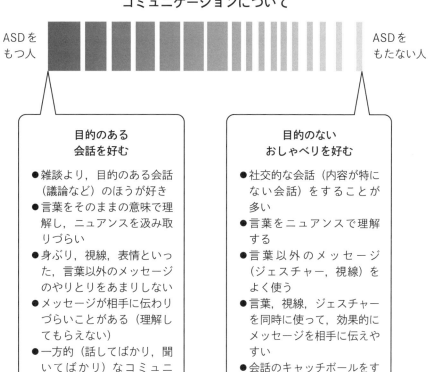

コミュニケーションについて

目的のある会話を好む

- 雑談より，目的のある会話（議論など）のほうが好き
- 言葉をそのままの意味で理解し，ニュアンスを汲み取りづらい
- 身ぶり，視線，表情といった，言葉以外のメッセージのやりとりをあまりしない
- メッセージが相手に伝わりづらいことがある（理解してもらえない）
- 一方的（話してばかり，聞いてばかり）なコミュニケーションをしやすい

など

目的のないおしゃべりを好む

- 社交的な会話（内容が特にない会話）をすることが多い
- 言葉をニュアンスで理解する
- 言葉以外のメッセージ（ジェスチャー，視線）をよく使う
- 言葉，視線，ジェスチャーを同時に使って，効果的にメッセージを相手に伝えやすい
- 会話のキャッチボールをするようなコミュニケーションを取りやすい

など

切りかえについての特性

わたしたちは1日のうちに，さまざまなことを複数こなしていくため，考えや気持ちをある程度で「切りかえて」暮らしています。ASDの人は，この切りかえの機能が働きづらいことがあります。

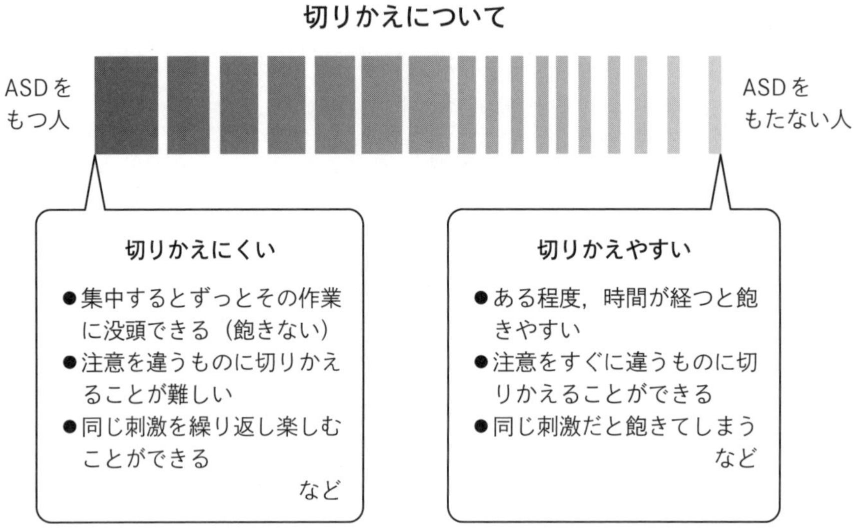

切りかえについて
ASDを
もつ人
ASDを
もたない人
切りかえにくい
●集中するとずっとその作業に没頭できる（飽きない）
●注意を違うものに切りかえることが難しい
●同じ刺激を繰り返し楽しむことができる
など
切りかえやすい
●ある程度，時間が経つと飽きやすい
●注意をすぐに違うものに切りかえることができる
●同じ刺激だと飽きてしまう
など

興味のもち方についての特性

興味がひとつのものに集中しやすいこと，物の置き方や手順，同じことをするのを好むということは，ASDをもつ人に多くある特徴です。

興味のもち方について

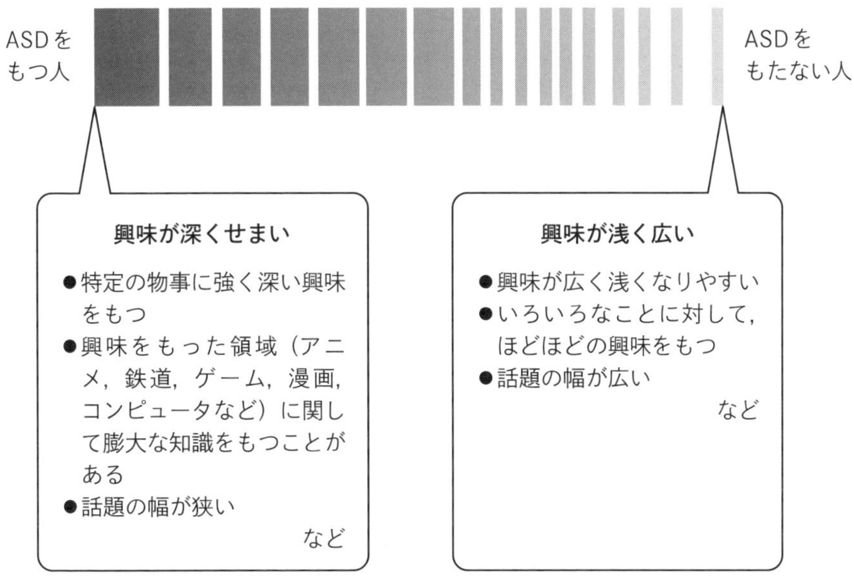

ASDをもつ人
ASDをもたない人
興味が深くせまい
●特定の物事に強く深い興味をもつ
●興味をもった領域（アニメ，鉄道，ゲーム，漫画，コンピュータなど）に関して膨大な知識をもつことがある
●話題の幅が狭い
など
興味が浅く広い
●興味が広く浅くなりやすい
●いろいろなことに対して，ほどほどの興味をもつ
●話題の幅が広い
など

感覚の捉え方についての特性

人には，視覚・聴覚・嗅覚・触覚・味覚の感覚があり，感覚刺激にさらされながら毎日を送っています。ASDをもつ人は，感覚刺激への反応が，ときに繊細で過敏であったり，ときに鈍感であったりします。

感覚の捉え方について

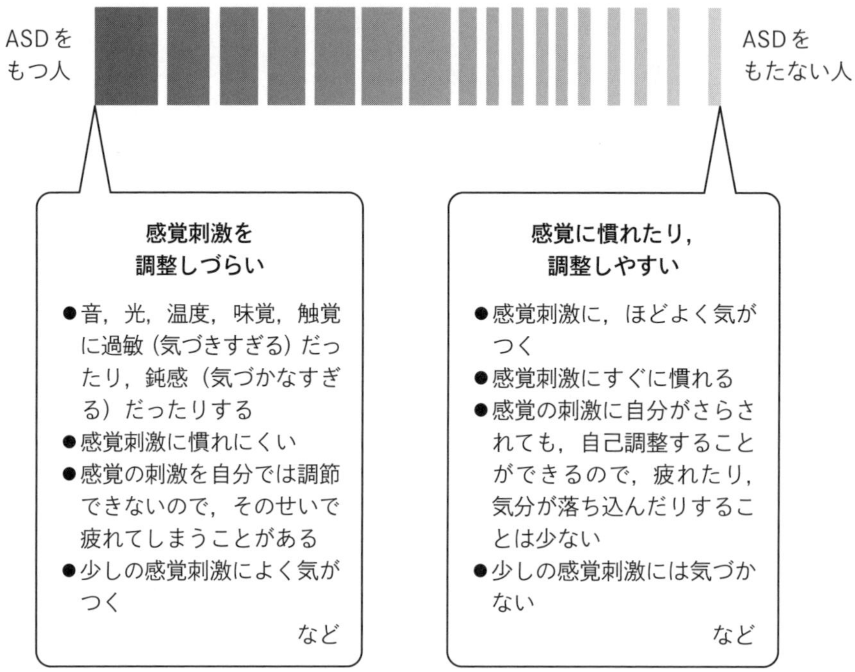

ASDを
もつ人
ASDを
もたない人
感覚刺激を
調整しづらい
●音，光，温度，味覚，触覚に過敏（気づきすぎる）だったり，鈍感（気づかなすぎる）だったりする
●感覚刺激に慣れにくい
●感覚の刺激を自分では調節できないので，そのせいで疲れてしまうことがある
●少しの感覚刺激によく気がつく
など
感覚に慣れたり，
調整しやすい
●感覚刺激に，ほどよく気がつく
●感覚刺激にすぐに慣れる
●感覚の刺激に自分がさらされても，自己調整することができるので，疲れたり，気分が落ち込んだりすることは少ない
●少しの感覚刺激には気づかない
など

ものの捉え方（まとめて考えること）についての特性

ASDをもつ人ともたない人の認知（ものの捉え方）は違うことがわかっています。たとえばASDの人は，物事の全体よりも細部に目が行き，部分のみで判断しやすいことがわかっています。

物の捉え方について

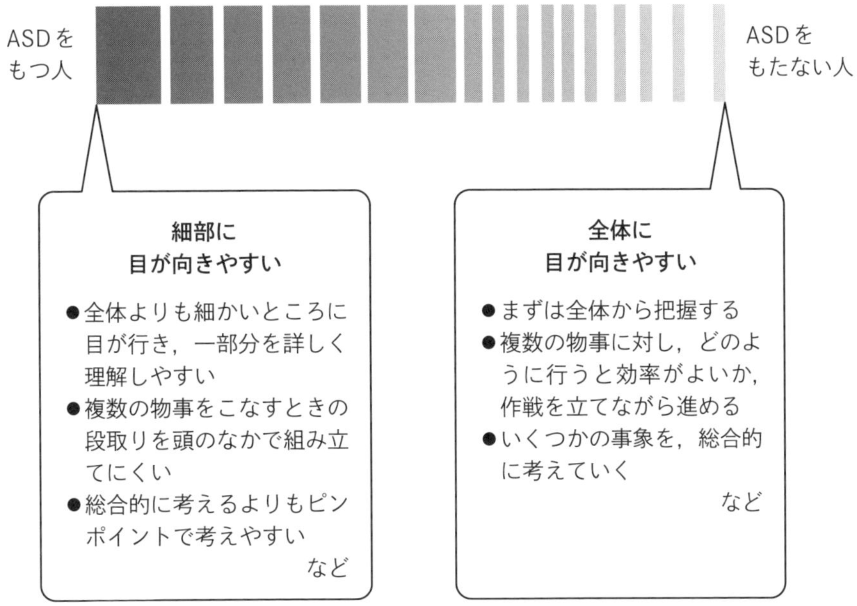

ASDをもつ人
ASDをもたない人
細部に目が向きやすい
●全体よりも細かいところに目が行き，一部分を詳しく理解しやすい
●複数の物事をこなすときの段取りを頭のなかで組み立てにくい
●総合的に考えるよりもピンポイントで考えやすい
など
全体に目が向きやすい
●まずは全体から把握する
●複数の物事に対し，どのように行うと効率がよいか，作戦を立てながら進める
●いくつかの事象を，総合的に考えていく
など

計画や段取りをすることについての特性

何かしようとするとき，頭のなかで段取りを組んで，その道筋に沿って行動していくというプロセスを踏みます。途中で計画の変更が出てくる場合，段取りを頭のなかで組み直し，再スタートさせています。このようにして，私たちは普段，計画を遂行しています。ASDの人は，そうでない人よりも，この「計画」や「段取り」を組んでいくことが難しいことがあります。

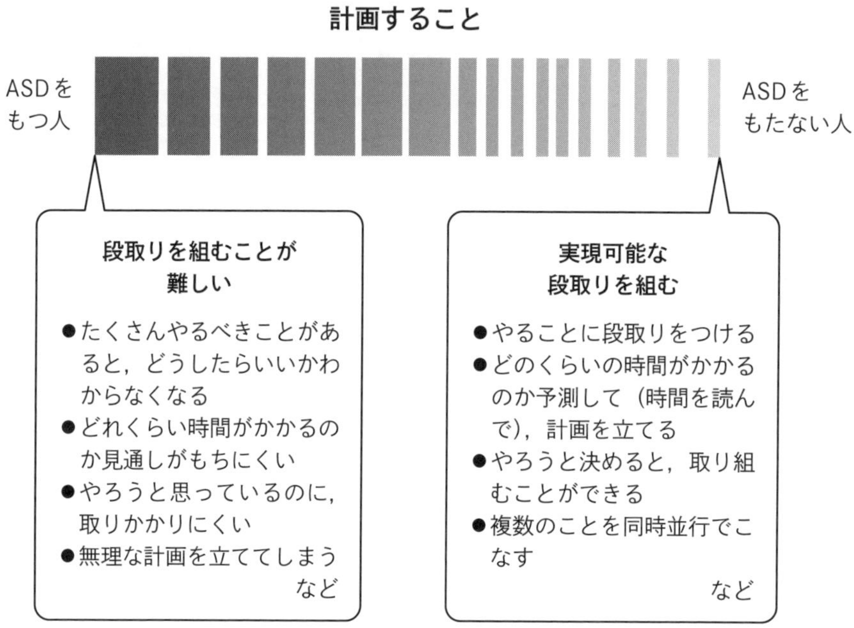

計画すること
ASDを
もつ人
ASDを
もたない人
段取りを組むことが
難しい
●たくさんやるべきことがあると，どうしたらいいかわからなくなる
●どれくらい時間がかかるのか見通しがもちにくい
●やろうと思っているのに，取りかかりにくい
●無理な計画を立ててしまう
など
実現可能な
段取りを組む
●やることに段取りをつける
●どのくらいの時間がかかるのか予測して（時間を読んで），計画を立てる
●やろうと決めると，取り組むことができる
●複数のことを同時並行でこなす
など

はっきりしないことへの推測についての特性

ASDをもつ人とASDをもたない人では，場の空気，人や自分の気持ち，時間など，視覚的にはわからない「はっきりしないもの」に対する捉え方が異なります。ASDの人は，はっきりしないものに対し，見通しや予測を立てることが難しいことがあります。

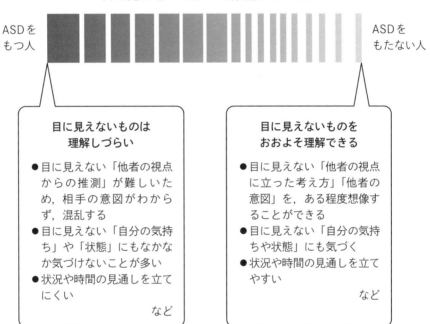

目に見えないことへの推測について

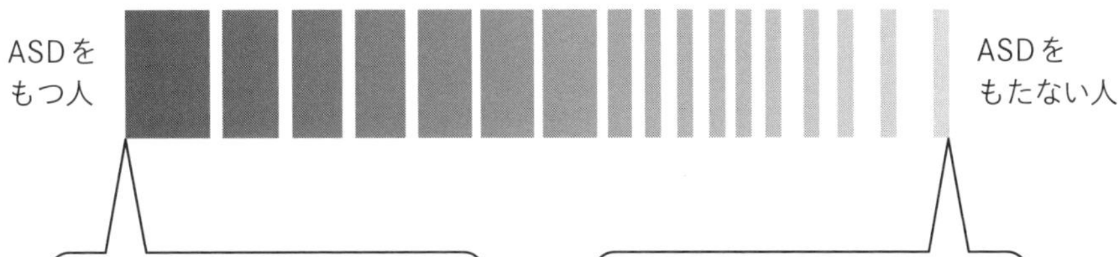

目に見えないものは理解しづらい

- 目に見えない「他者の視点からの推測」が難しいため，相手の意図がわからず，混乱する
- 目に見えない「自分の気持ち」や「状態」にもなかなか気づけないことが多い
- 状況や時間の見通しを立てにくい

など

目に見えないものをおおよそ理解できる

- 目に見えない「他者の視点に立った考え方」「他者の意図」を，ある程度想像することができる
- 目に見えない「自分の気持ちや状態」にも気づく
- 状況や時間の見通しを立てやすい

など

行動や気持ちのコントロールについての特性

「行動や気持ちのコントロール」というのは，自分の行動や気持ちをいったん抑えて，落ち着かせることをいいます。ASDをもつ人は，自分の気持ちや行動のコントロールが効きづらいことがあると言われています。

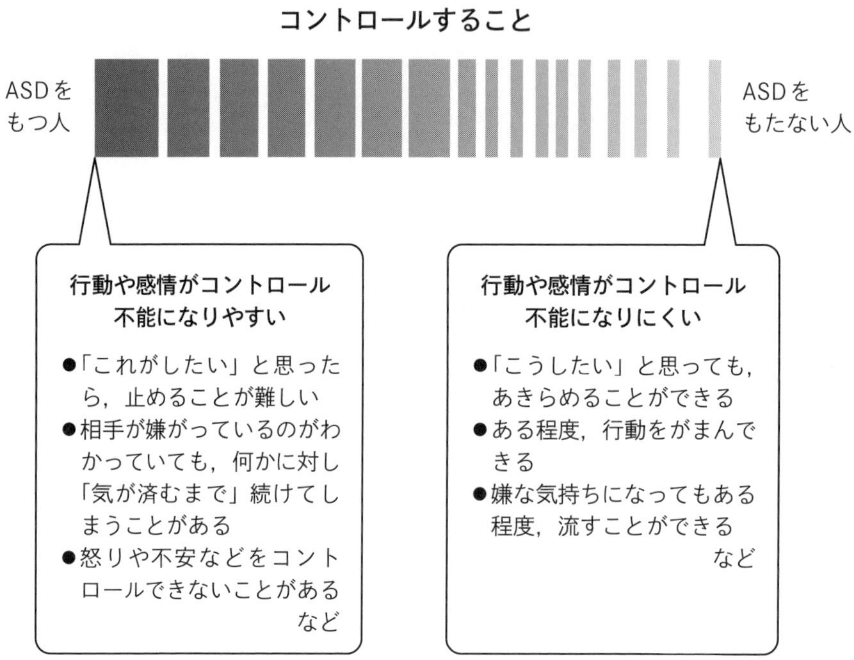

コントロールすること
ASDをもつ人
ASDをもたない人
行動や感情がコントロール不能になりやすい
●「これがしたい」と思ったら，止めることが難しい
●相手が嫌がっているのがわかっていても，何かに対し「気が済むまで」続けてしまうことがある
●怒りや不安などをコントロールできないことがある
など
行動や感情がコントロール不能になりにくい
●「こうしたい」と思っても，あきらめることができる
●ある程度，行動をがまんできる
●嫌な気持ちになってもある程度，流すことができる
など

「ASDの特性」に「強み」があることを理解します

ASDについて書かれている本は，「ASDの特性」と関連した不適応を中心に書かれていることが多いです。「ASDの特性」は弱みばかりだな，という印象を受けるかもしれません。

しかし，「ASDの特性」自体には，その人らしい魅力的な「強み」も存在します。

強みの部分も見ていきましょう。たとえば，「人といることが好きではない」という「ASDの特性」があなたにあったとします。それは，言い換えると，「自分ひとりで楽しめる」という「強み」かもしれません。

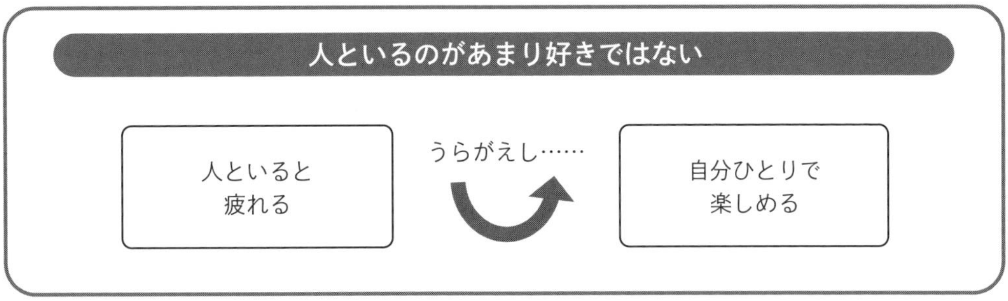

「言葉をそのままの意味で理解する」という「ASDの特性」は，人とのやりとりで「勘違いしやすい」という弱みになりますが，一方では，「相手の言葉をそのまま理解する」という「素直さ」につながります。

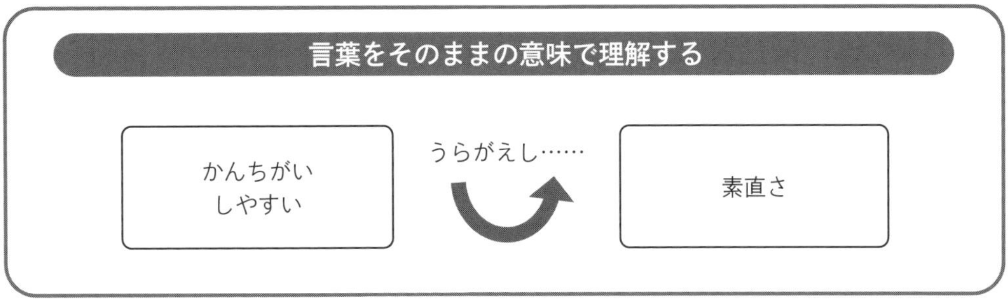

また，「こだわりがある」という特徴は，好きなことを一生懸命できるということでもあります。「こだわりがある」という「ASDの特性」は，「興味のないことにやる気が出にくい」という弱みにもなりますが，言い換えれば，「好きなことを一生懸命できる」という強みになります。

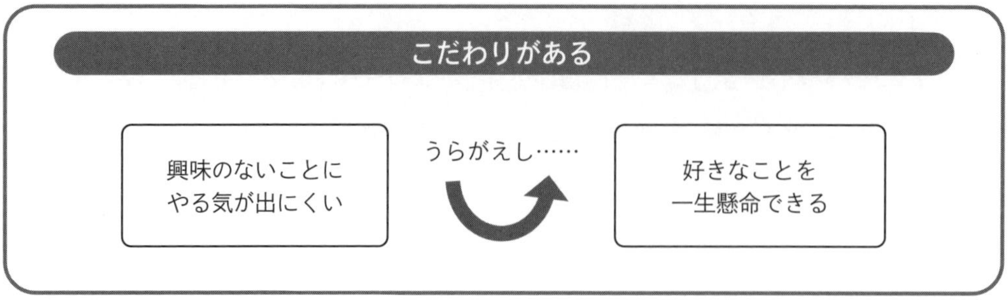

たとえば「人の意図や気持ちがピンとこない」という「ASDの特性」は，見方を変えれば，「自分を貫ける」，ということです。「ウソをつけない」という特徴は，「誠実である」という，すばらしい特徴とも言えます。

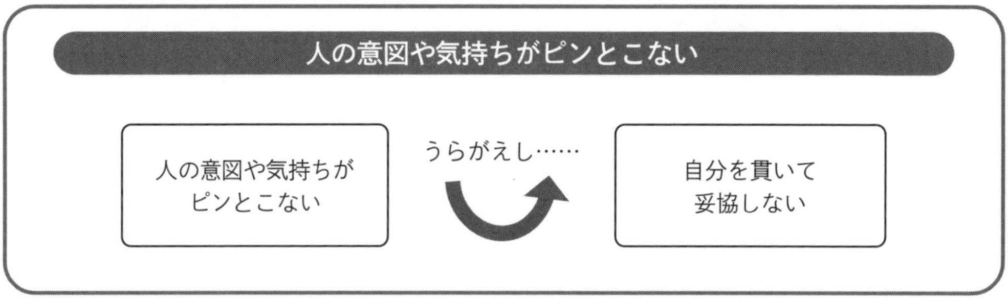
人の意図や気持ちがピンとこない
人の意図や気持ちが
ピンとこない
うらがえし……
自分を貫いて
妥協しない

このように，**ASDの「強み」と「弱み」**は，いわば**裏表一体**の関係にあるのです。

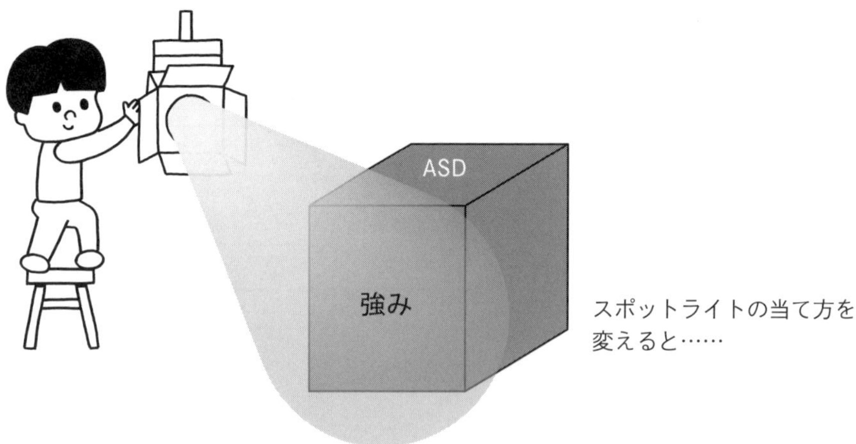

ASDの「強み」が見えます

ホームワーク

あなたの「ASDの特性」を評定しましょう

あなたの「ASDの特性」の強さを評定しましょう。自分のほかにも，家族や担当の先生にもあなたの「ASDの特性」を評定してもらい，比べてみましょう。

◎（とてもある）・○（ある）・△（あまりない）・×（まったくない）のどれに当てはまるか書いてみましょう。

例

自分	家族	セラピスト	人付き合いについての特性
○	◎	○	自分のペースで動くことが好き
◎	○	◎	人と関わるときに，混乱することが多い
△	△	△	人との付き合いを続けることに難しさがある

自分	家族	セラピスト	人付き合いについての特性
			自分のペースで動くことが好き
			人と関わるときに，混乱することが多い
			人との付き合いを続けることに難しさがある
			ひとりでも自分の好きなものや楽しいことに夢中になれる
			人と一緒にずっといると，マイペースにできないので，疲れてしまう

自分	家族	セラピスト	コミュニケーションについての特性
			雑談より，目的のある会話（議論）のほうが好き
			言葉をそのままの意味で理解し，ニュアンスを汲み取りづらい
			身ぶり，視線，表情といった，言葉以外のメッセージのやりとりをあまりしない
			メッセージが相手に伝わりづらいことがある（理解してもらえない）
			一方的（話してばかり，聞いてばかり）なコミュニケーションをしやすい

自分	家族	セラピスト	切りかえについての特性
			集中するとずっとその作業に没頭できる（飽きない）
			注意を違うものに切りかえることが難しい
			同じ刺激を繰り返し楽しむことができる

自分	家族	セラピスト	興味のもち方についての特性
			特定の物事に強く深い興味をもつ
			興味をもった領域（アニメ，鉄道，ゲームなど）に関して膨大な知識をもつことがある
			話題の幅が狭い

自分	家族	セラピスト	感覚の捉え方についての特性
			音，光，温度，味覚，触覚に過敏だったり，鈍感だったりする
			感覚刺激に慣れにくい
			感覚の刺激を自分では調節できないので，そのせいで疲れてしまうことがある
			少しの感覚刺激によく気がつく

自分	家族	セラピスト	ものの捉え方についての特性
			全体よりも細かいところに目が行き，一部分を詳しく理解しやすい
			複数の物事をこなすときの段取りを頭のなかで組みにくい
			総合的に考えるよりもピンポイントで考えやすい

自分	家族	セラピスト	計画や段取りをすることについての特性
			たくさんやるべきことがあると，どうしたらいいかわからなくなる
			どれくらい時間がかかるのか見通しがもちにくい
			やろうと思っているのに，取りかかりにくい
			無理な計画を立ててしまう

自分	家族	セラピスト	はっきりしないことへの推測についての特性
			目に見えない「他者の視点からの推測」が難しいため，相手の意図がわからず，混乱する
			目に見えない「自分の気持ち」や「状態」にもなかなか気づけないことが多い
			状況や時間の見通しを立てにくい

自分	家族	セラピスト	行動や気持ちのコントロールについての特性
			「これがしたい」と思ったら，止めることが難しい
			相手が嫌がっているのがわかっていても，何かに対し「気が済むまで」続けてしまうことがある
			怒りや不安などをコントロールできないことがある

感想を書きましょう

あなたの感想

家族の感想

年　月　日

第2回

あなたのASDの「強み」と「弱み」を理解しよう

今日のACATで行うこと

- □ 1週間の様子を教えてください ………… 分
- □ 前回のホームワークの確認をします ………… 分
- □【ワーク①】あなたの「ASDの特性」の「強み」「弱み」を書きます ………… 分
- □【ワーク②③】あなたの不適応の体験を認知行動モデルで理解します ………… 分
- □ ホームワークを設定します ………… 分
- □ 今日のACATの感想を言います ………… 分

1週間の様子を教えてください

●からだの調子

よい
100点

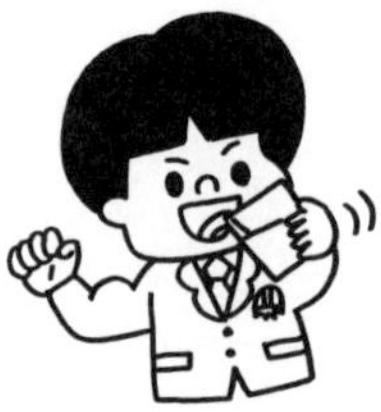

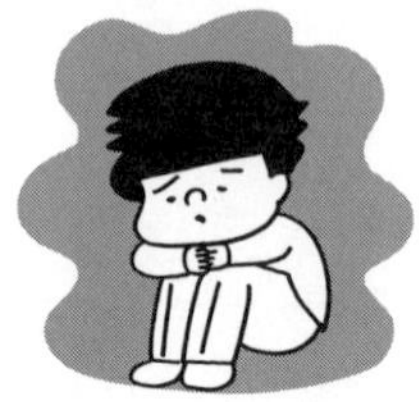

わるい
0点

当てはまるものに○をつけましょう

元気いっぱい　つかれた　だるい　すっきりしている

おなかが痛い　寒気がする　その他（　　　　　　　　）

●こころの調子

よい
100点

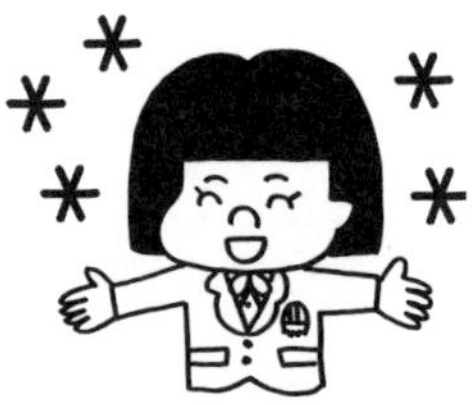

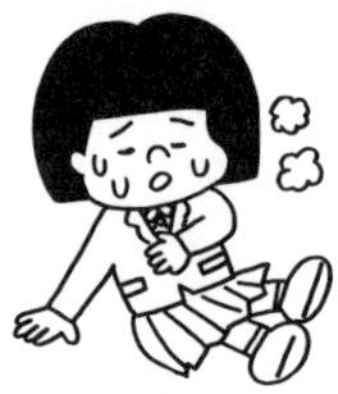

わるい
0点

当てはまるものに○をつけましょう

元気いっぱい　たのしい　うれしい　不安だ　こわい　イライラする

傷つく　さみしい　すがすがしい　その他（　　　　　　　　）

●何が原因で，気分や体の変化がありましたか？

前回のホームワークの確認をします

前回のホームワークは,「あなたの『ASDの特性』を評定しましょう」というものでした。

ホームワークはやってみましたか。できた人は,ここで一緒に見直しましょう。できなかった人は,今,一緒にチェックをしていきましょう。

ホームワークを担当のセラピスト,家族,あなたで見直してみて,気づいたことを書きましょう。

あなたの「ASDの特性」にはどのようなものがありましたか？

気づいたこと

あなたの「ASDの特性」の「強み」「弱み」を書きます

具体的に，ASDの「強み」と「弱み」をよく知るための方法を紹介します。第1回にも登場した猫田さんに，もう一度，登場してもらいます。

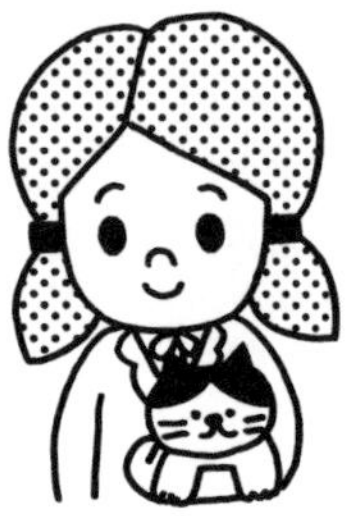

猫田さん　14歳
ASDをもっています

まず，猫田さんの「ASDの特性」と「弱み」を知ります。

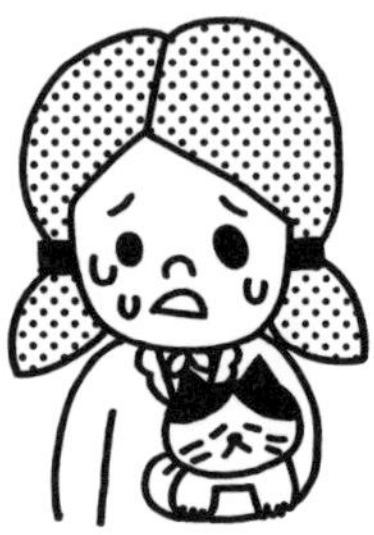

「人付き合い」の特性

「周りの人が，自分にどうしてほしいと思っているか」という人の期待にあまり興味がない

↓

弱　み

ついついマイペースになり，「自分勝手」「わがまま」と注意を受ける

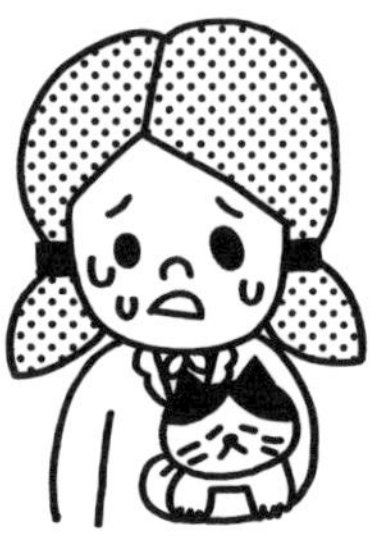

「計画すること」の特性

新しいことに慣れにくい／ひとつのことに集中しやすい

↓

弱　み

初めてのことがあると，不安になって，パニックになりやすい

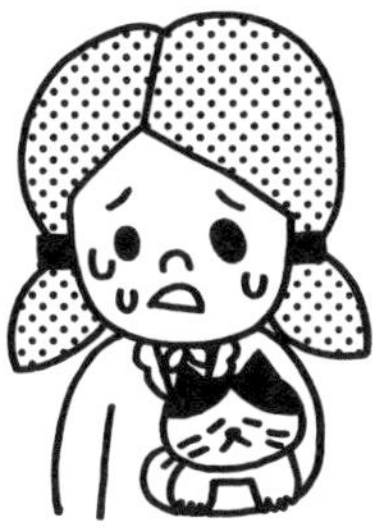

「計画すること」の特性

何から始めたらいいのか段取りが組めない

↓

弱　み

好きなことばかりをするので，やらないといけないことができない

次に，猫田さんの「ASDの特性」と「強み」を知ります。

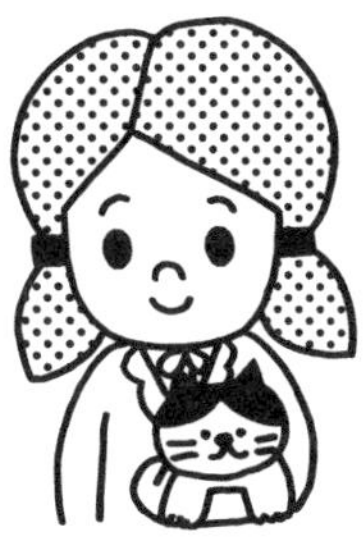

「人付き合い」の特性

「周りの人が，自分にどうしてほしいと思っているか」という人の期待にあまり興味がない

↓

強　み

マイペースなので，自分の価値観に合った行動ができる

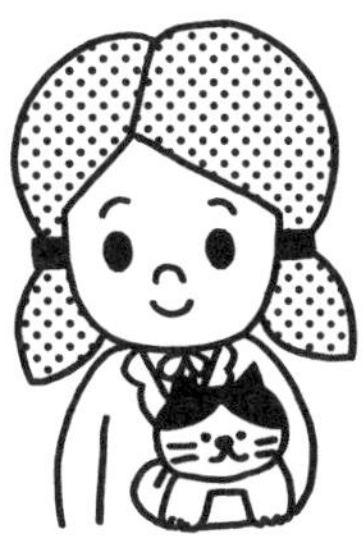

「切りかえ」の特性

新しいことに慣れにくい／ひとつのことに集中しやすい

↓

強　み

ある特定のものに対しての知識を深められる

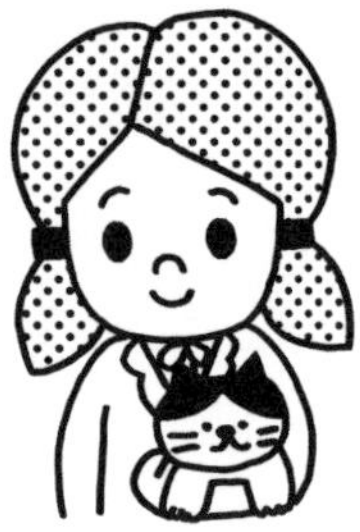

「計画すること」の特性

何から始めたらいいのか段取りが組めない

強　み

好きなことばかりするので，好きなことにはとことん詳しくなれる

いかがでしょうか。このように，ASDは「強み」にも「弱み」にもなります。したがって，自分のASDの両側面を知ることがとても大切です。

ワーク①

あなたの「ASDの特性」の「強み」「弱み」を書きます

ホームワークでわかったあなたの「ASDの特性」を書き出し，その「強み」と「弱み」を一緒に書いてみましょう。セラピストや家族と話し合いながら書き出していきましょう。

あなたの「ASDの特性」	その特性の強み	その特性の弱み
例 見通しが立ちづらい	例 後先を考えないで楽しむことができる	例 計画した行動ができない（テスト勉強ができない）

●書き出してみた感想も書きましょう。

良いと思ったところ

嫌だと思ったところ

ワーク②

あなたの不適応の体験を認知行動モデルで理解します

「ASDの特性」には「強み」と「弱み」の両面があります。そのため，ASDの人はつねに不適応というわけではなく，置かれた状況によって，適応するか，不適応になるかということが変わっていきます。

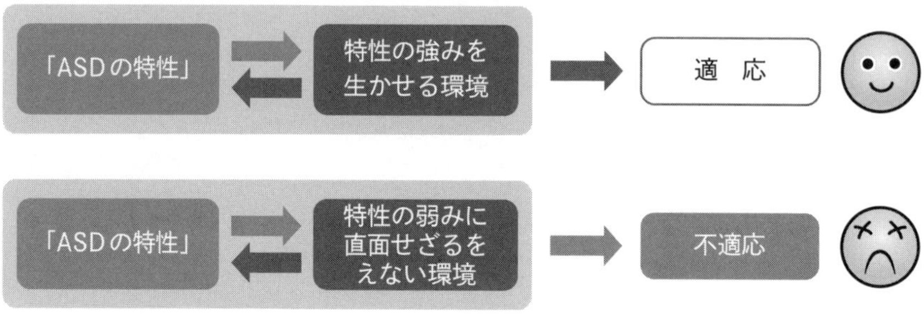

たとえば，あなたに「目で見たものはすぐに覚える」という特性があったとしたら，テキスト中心の学習方法という環境は，あなたに合っているでしょう。逆に，テキストがない講義形式の授業で学ぶことは，学習が身につきづらいかもしれません。この例からわかるように，ASDの人は，自分の「ASDの特性」に合う状況を「意図的に」設定する，ないしは，「他者からの配慮（調整)」によって「用意してもらう」ことが，適応を高めるヒントになります。

たとえば，「注意しつづけることが難しい」という特性のある人が，15分に1回休憩をはさむようなスケジュールでスケジュールを組んでもらうという「配慮」を受けたら，50分刻みのスケジュールのままよりも，学習に注意を向けやすくなるでしょう。このようなピンポイントの配慮を受けるためにも，自分のどの「ASDの特性」が，どのような不適応をもたらしているかを理解しておくことが大事です。そのからくりを理解するために，認知行動モデルを用いて，あなたの「ASDの特性」と不適応との関連を理解していきましょう。

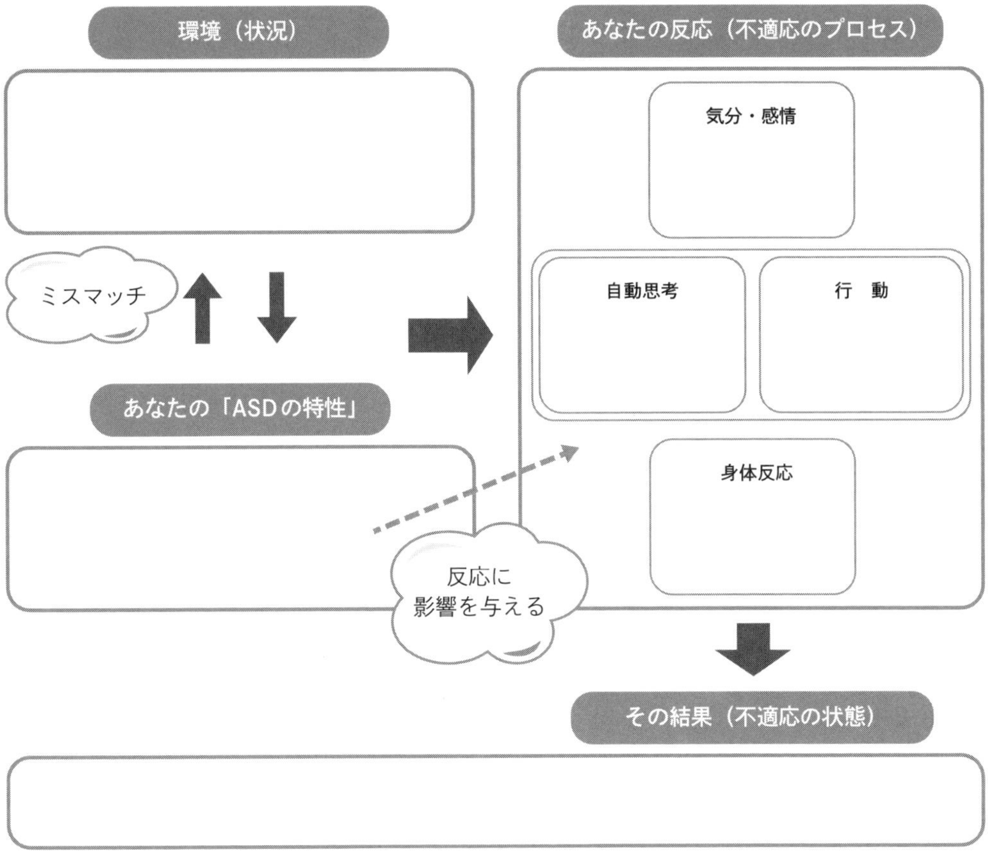

ここでも猫田さんの例を挙げます。猫田さんには，人付き合いに関して……

「他者が何を期待しているかということにあまり興味が向かない」
「いつものパターンと違うことが苦手」
「自分の意図や意見を正確に相手に伝えられない」

……という「ASDの特性」があります。そのため，マイペースな言動をしてしまい，家族から怒られることがあります。

このような不適応の体験を，認知行動モデルに書き出してみました（図❶）。

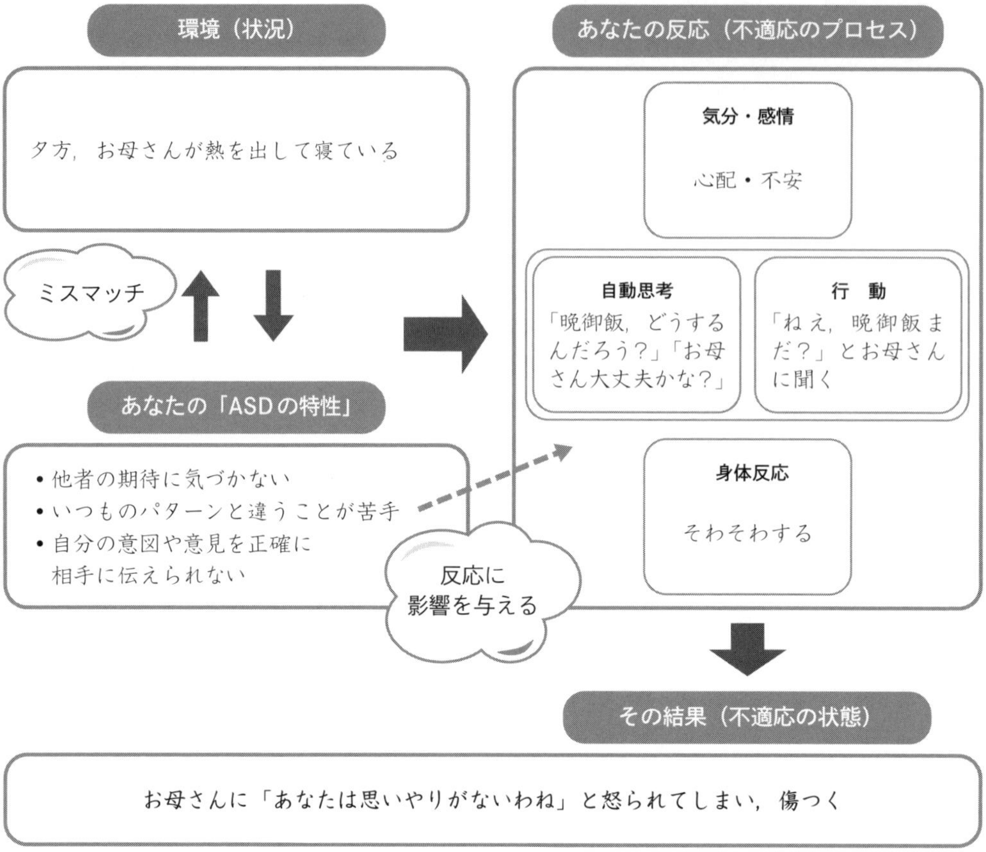
環境（状況）
夕方，お母さんが熱を出して寝ている
ミスマッチ
あなたの「ASDの特性」
• 他者の期待に気づかない
• いつものパターンと違うことが苦手
• 自分の意図や意見を正確に相手に伝えられない
反応に影響を与える
あなたの反応（不適応のプロセス）
気分・感情
心配・不安
自動思考
「晩御飯，どうするんだろう？」「お母さん大丈夫かな？」
行　動
「ねえ，晩御飯まだ？」とお母さんに聞く
身体反応
そわそわする
その結果（不適応の状態）
お母さんに「あなたは思いやりがないわね」と怒られてしまい，傷つく

図❶　猫田さんの認知行動モデル

猫田さんは，「夕方，お母さんが熱を出している」という，いつものパターンとは違った状況に対して，「晩御飯，どうすればいいんだろう？」と不安になったのですが，その不安をお母さんに伝えられず，さらには，お母さんに気遣いをするということに注意が向きません。そして，「ねえ，晩御飯まだ？」と，寝ているお母さんに，ご飯を作ることを催促するような言い方をしてしまいます。そのため，お母さんに，「あなたは思いやりがないわね」と怒られてしまいました。「思いやりがない」と言われ，猫田さんはショックを受けてしまいます。なぜなら，お母さんが熱を出している場合，自分が何をすべきかわからず，お母さんに教えてほしくて聞いたのに，「思いやりがない」と怒られてしまったからです。

図❶のように，猫田さんの「ASDの特性」からくる不適応を書き出してみると，お母さんはそれを読んで……

「ああ，うちの子は思いやりがないわけではなく，いつもと違う状況に，自分がどうして

よいかわからなかったのね」

……と，思いました。

一方，猫田さんは，「私って，自分の考えを人に伝えにくいんだなあ」と，しみじみ思いました。

ワーク③

あなたの不適応の体験を認知行動モデルで理解します

●これまでのACATで話したことのある状況を題材としましょう。

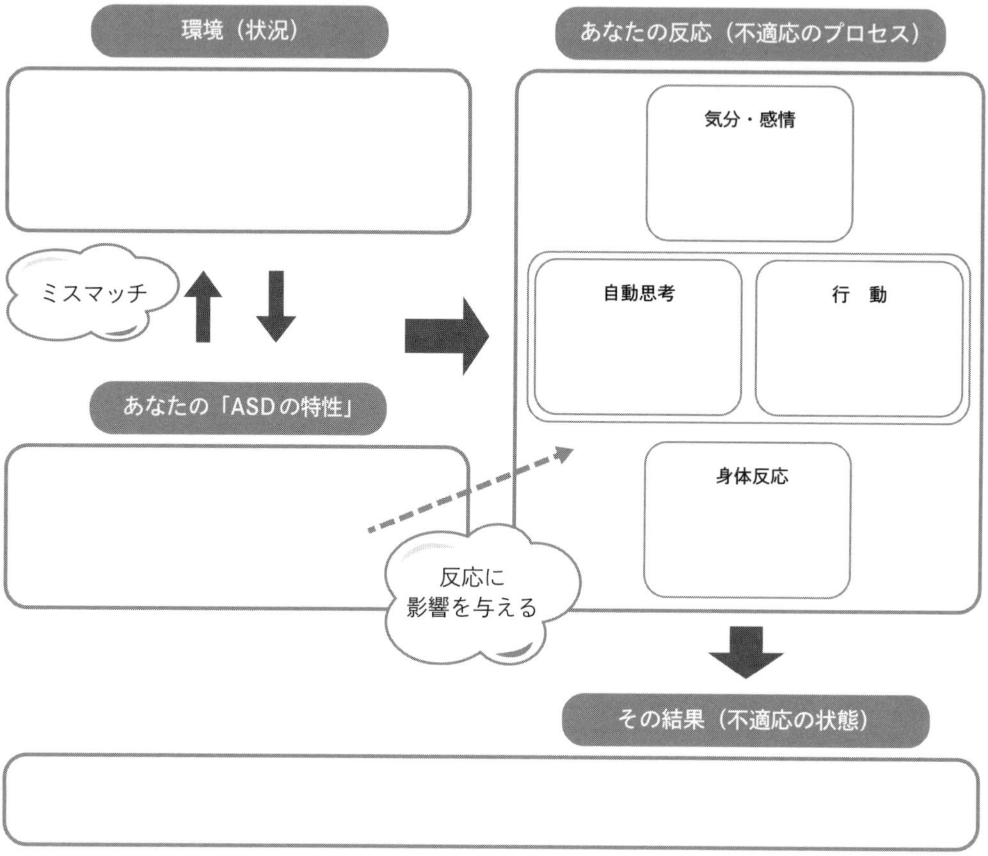

●書き出してみた感想も書きましょう。

自分の「ASDの特性」と「合わない」状況は？

あなたの反応（不適応のプロセス）の特徴は？

ホームワーク

この1週間で，あなたの「ASDの特性」と関連する不適応の体験を書き出しましょう

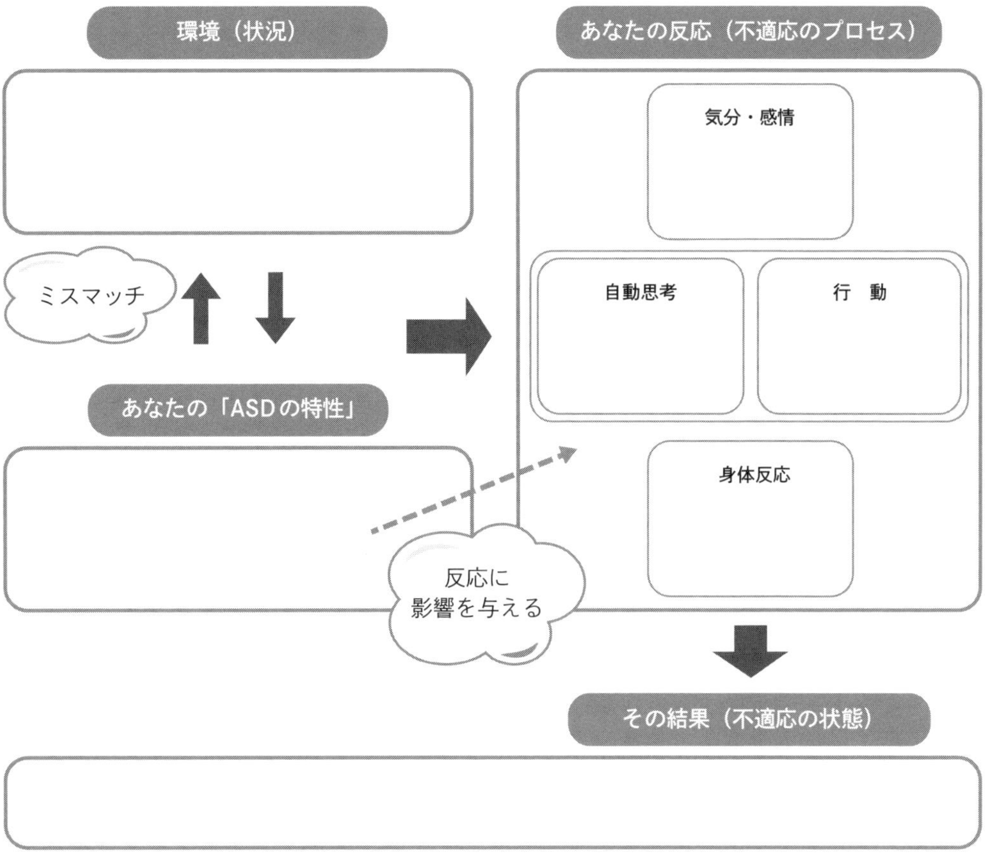

●書き出してみた感想も書きましょう。

自分の「ASDの特性」と「合わない」状況は？

あなたの反応（不適応のプロセス）の特徴は？

感想を書きましょう

あなたの感想

家族の感想

年　　月　　日

第3回

あなたの「ASDの特性」に名前をつけよう

今日のACATで行うこと

- □ 1週間の様子を教えてください …………　[　　] 分
- □ 前回のホームワークの確認をします …………　[　　] 分
- □【ワーク①】あなたの「ASDの特性」に名前をつけます …………　[　　] 分
- □【ワーク②】あなたの「ASDの特性」と関連する不適応を書き出します …………　[　　] 分
- □ ホームワークの設定をします …………　[　　] 分
- □ 今日のACATの感想を言います …………　[　　] 分

1週間の様子を教えてください

●からだの調子

よい
100点

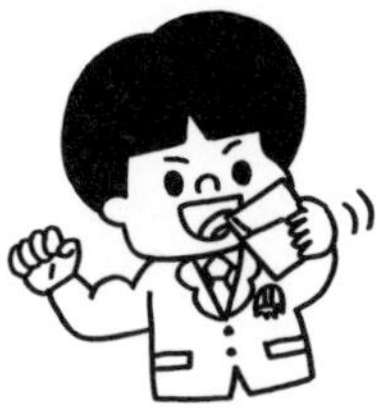

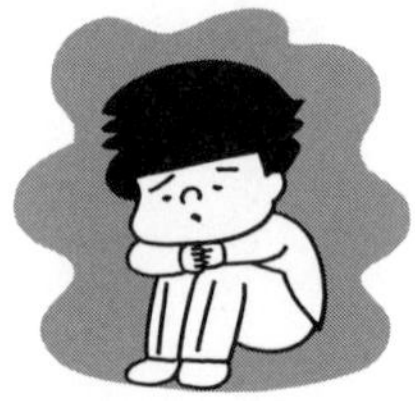

わるい
0点

当てはまるものに○をつけましょう

元気いっぱい　つかれた　だるい　すっきりしている
おなかが痛い　寒気がする　その他（　　　　　　　）

●こころの調子

よい
100点

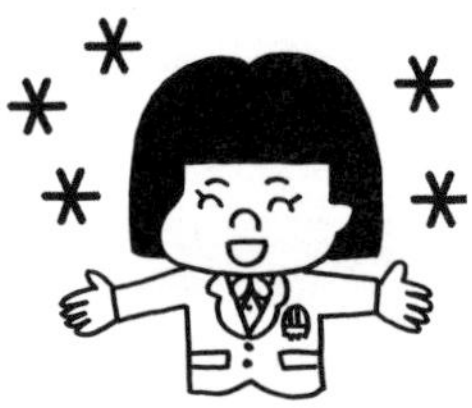

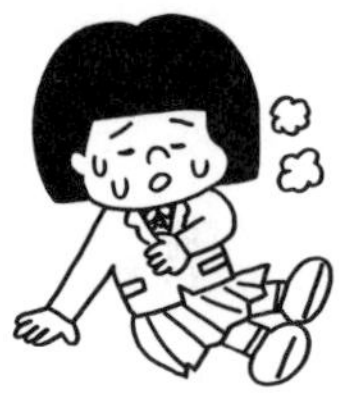

わるい
0点

当てはまるものに○をつけましょう

元気いっぱい　たのしい　うれしい　不安だ　こわい　イライラする
傷つく　さみしい　すがすがしい　その他（　　　　　　　）

●何が原因で，気分や体の変化がありましたか？

前回のホームワークの確認をします

前回のホームワークは，「この1週間で，あなたの『ASDの特性』と関連する不適応の体験を書き出しましょう」というものでした。

ホームワークはやってみましたか。できた人は，ここで一緒に見てみましょう。できなかった人は，できなかった理由を共有しましょう。そして，ここでセラピストと一緒に書き出していきましょう。

ワーク①

あなたの「ASDの特性」に名前をつけます

ホームワークでわかった，あなたの「ASDの特性」を書き出してみましょう。書き出したあなたの「ASDの特性」は，これからのACATで繰り返し出てきます。そのため，その特性がひとことでわかるような，ぴったりの「名前」をつけましょう。

例1 Aさんは15歳の女の子です。Aさんは，同じ行動を同じようにしないと気が済みません。たとえば，靴は右側からはくこと，歯は右上から磨くこと，バスは右側から座ること，などです。この「右へのこだわり」という自分の「ASDの特性」に対して，Aさんは「ライトちゃん」と名前をつけました。

＊注――英語で「右」を「ライト」というからです。

例2 B君は高校1年生です。B君は，友達から話しかけてくれたら応答できますが，自分から，「元気？」「今日のテスト，嫌だね」などと，「雑談を開始する」ことができません。その理由としては，「話しかけるタイミングがわからない」というのと，「話す内容が思いつかない」ということがあります。B君は，そういった自分の「ASDの特性」に「Siri」という名前をつけました。

＊注―― Siriとは，iPhoneの音声デバイスの機能で，こちらが話しかけない限り，応答しないという特徴があります。

あなたのASD	名前（ニックネーム）
例「見通し」が立ちづらく，とにかくなんでもパターン化して捉えたがる	例「パターン化願望」

●ニックネームの例

人との関わり	
「オネスト」	とにかく事実が大切であること（人を不快にさせても）
「マイペース」	周りが見えず，つい自分のペースになってしまうこと
コミュニケーション	
「ミッシング」	自分の言いたいことが，相手に伝わりづらい，もしくは誤解されてしまいやすいこと
「そのまま」	相手が言っていることのニュアンスを汲まずに，言葉の意味の通りに理解していくこと
切りかえ	
「嫌悪感スタンプ」	一度，嫌いになると，なかなか印象が変わらないこと
感覚の捉え方	
「カビン」	音や感覚に対し，過敏であること
興味のもち方	
「しっくり」	いつも同じが安心で，気分がよいこと
「どはまり」	特定のものに強い興味を示すこと

ワーク②

あなたの「ASDの特性」と関連する不適応を書き出します

●これまでのACATで話したことのある状況を題材としましょう。「ASDの特性」は，ニックネームを使用してみましょう。

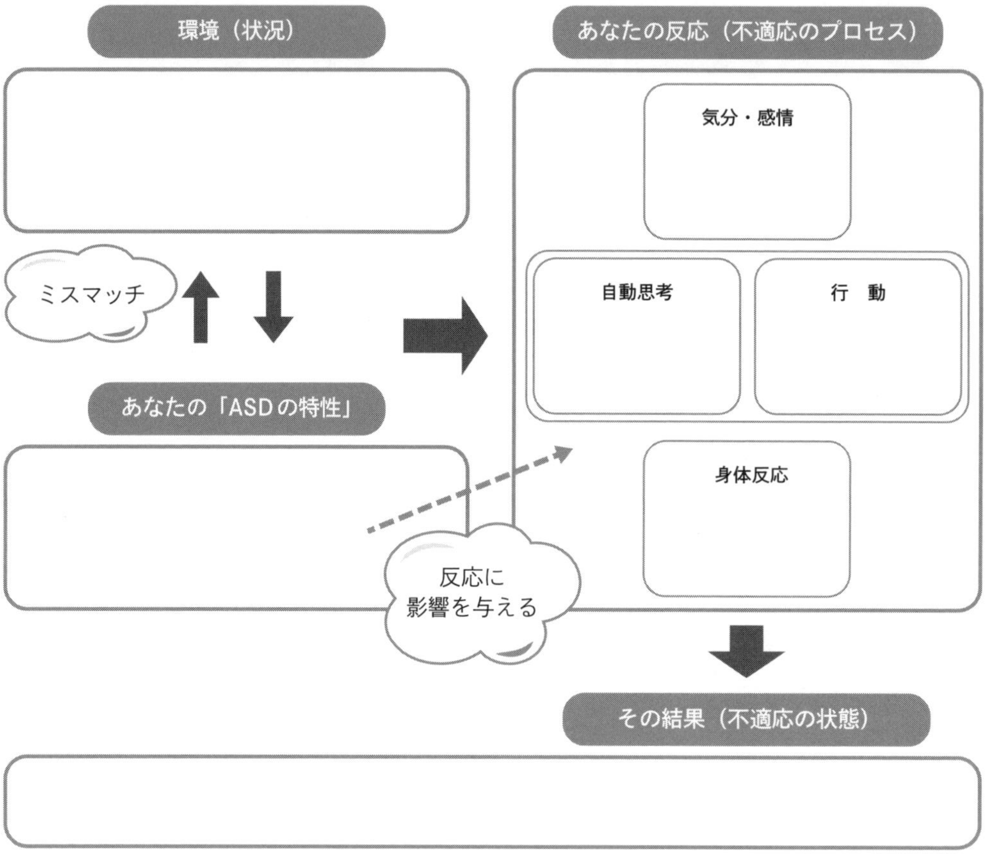

●書き出してみた感想も書きましょう。

自分の「ASDの特性」と「合わない」状況は？

あなたの反応（不適応のプロセス）の特徴は？

ホームワーク

この1週間で，あなたの「ASDの特性」と関連する不適応の体験を書き出しましょう

●なお，「ASDの特性」は，今回つくったニックネームを使ってみましょう。

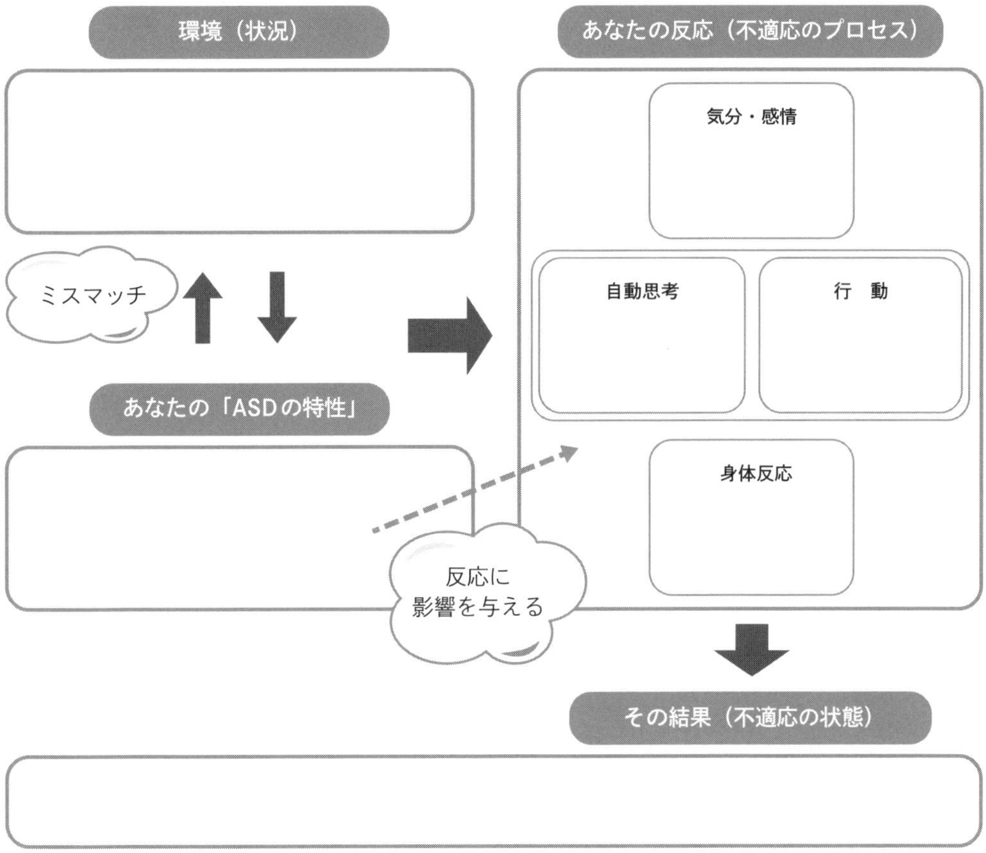

●書き出してみた感想も書きましょう。

自分の「ASDの特性」と「合わない」状況は？

あなたの反応（不適応のプロセス）の特徴は？

感想を書きましょう

あなたの感想

家族の感想

年　月　日

第4回

あなたの不適応のパターンを知ろう

今日のACATで行うこと

- □ 1週間の様子を教えてください ………… 分
- □ 前回のホームワークの確認をします ………… 分
- □ 【ワーク】あなたの「ASDの特性」と関連する不適応の体験のパターンを認知行動モデルでまとめてみましょう ………… 分
- □ ホームワークの設定をします ………… 分
- □ 今日のACATの感想を言います ………… 分

1週間の様子を教えてください

●からだの調子

よい
100点

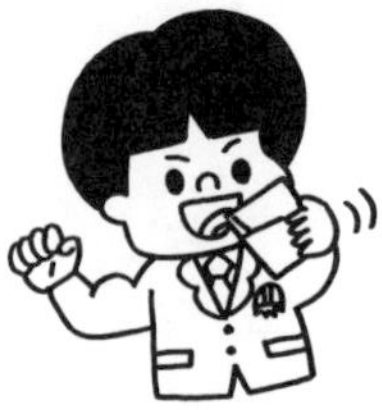

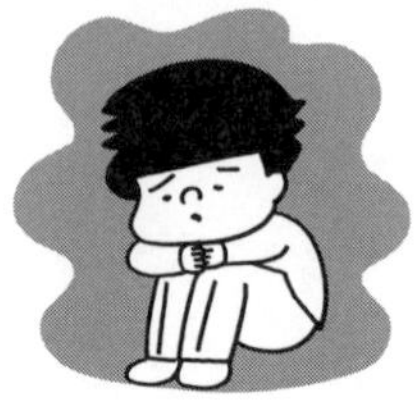

わるい
0点

当てはまるものに○をつけましょう

元気いっぱい　つかれた　だるい　すっきりしている
おなかが痛い　寒気がする　その他（　　　　　　　　　　）

●こころの調子

よい
100点

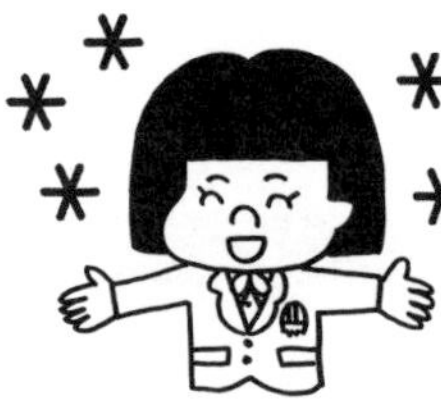

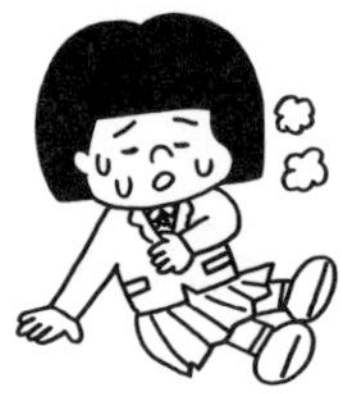

わるい
0点

当てはまるものに○をつけましょう

元気いっぱい　たのしい　うれしい　不安だ　こわい　イライラする
傷つく　さみしい　すがすがしい　その他（　　　　　　　　　　）

●何が原因で，気分や体の変化がありましたか？

前回のホームワークの確認をします

前回のホームワークは，「この1週間で，あなたの『ASDの特性』と関連する不適応の体験を書き出しましょう」というものでした。

ホームワークはやってみましたか。できた人は，ここで一緒に見てみましょう。できなかった人は，できなかった理由を共有しましょう。そして，ここでセラピストと一緒に書き出していきましょう。

ワーク

あなたの「ASDの特性」と関連する不適応の体験のパターンを認知行動モデルでまとめてみましょう

これまでのACATで，あなたの「ASDの特性」と関連する不適応の体験を，認知行動モデルに書き込む練習をしてきました。その練習を通して，あなたは……

- **自分の「ASDの特性」にはどのようなものがあるのか**
- **自分の「ASDの特性」の「強み」と「弱み」にはどのようなものがあるのか**
- **自分の「ASDの特性」に関連する不適応の体験にはどのようなものがあるのか**

ということを，理解してきたと思います。

今回は，あなたの「ASDの特性」と関連する不適応の体験のパターンを見つけ出しましょう。

ここで，「ASDの特性」の「強み」「弱み」について，復習しておきましょう。

「強み」として日常生活で生かせる部分は，文字どおり，あなたの強み，長所です！意識して，その「強み」が生かせる環境に身をおきましょう。

「弱み」は，克服するものではなく，ケアをする必要があるのだということを意味します。「工夫」は，周りの工夫（環境に働きかけて，環境を変えること）と，自分の工夫（自分の考えや行動に働きかけて，自分の反応を変えること）があります。この工夫は，次回（第５回）でしっかり考えましょう。

猫田さんの例を挙げます。

猫田さんは，毎日，休み時間に女子たちと話すことが苦手でした。何人もの人が早口で，昨日見たTVドラマの話や，アイドルの話をしています。猫田さんは同級生のみんなが興味をもつTVドラマやアイドルに，実はぜんぜん興味がありません。そして，興味のない話を聞くことが，とても苦手です。さらには，複数の人の話がうまく聞き取れません。

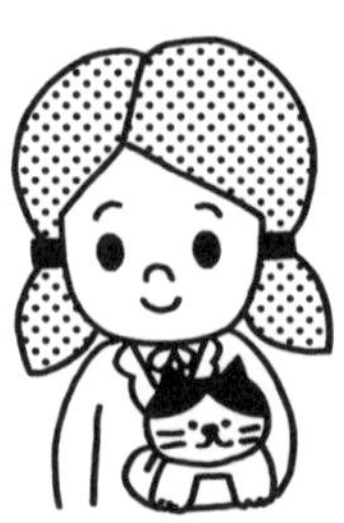

第3回目のワークで，猫田さんはこの自分の体験にまつわる「ASDの特性」に「マイペース」「聞き取り不能」という名前をつけました。猫田さんはこの「マイペース」と「聞き取り不能」のせいで，休み時間の雑談が苦痛なのだということに気づきました。

ではなぜ，がまんしているのでしょう？　そこにも猫田さんの「ASDの特性」がありました。それは「人の心が推測できなくて，過度にネガティブに推測しがち」ということです。猫田さんはそれを「ブラックボックス」と呼んでいます。こういった特性があるからこそ，興味のない話題や聞き取りにくい雑談でも，ひたすらがまんして，ただ話を聞いているフリをしているのです。

猫田さんには，ほかにも困っていることがあります。それは，時間割の変更です。猫田さんのクラスはしょっちゅう時間割が変更になります。時間割が変更になるたびに，猫田さんはパニックになります。なぜパニックになるのかというと，「パターンを知らないものに対し，見通しが立たない」という「ASDの特性」があるからだ，ということに猫田さんは気づきました。猫田さんは変化が起こったときパニックの原因になる自分の「ASDの特性」に，「パターン化願望」という名前をつけました。猫田さんは「パターン化願望」がくずれると，パニックになり，身体が硬直し，動けなくなってしまいます。

猫田さんは，自分の「ASDの特性」と関連する不適応の体験のなかでもよくある2つを，それぞれ認知行動モデルに書き出しました。ひとつは，複数の人と話すときの不適応の体験です（図❶）。もうひとつは，いきなり予定が変更になるときの不適応の体験です（図❷）。

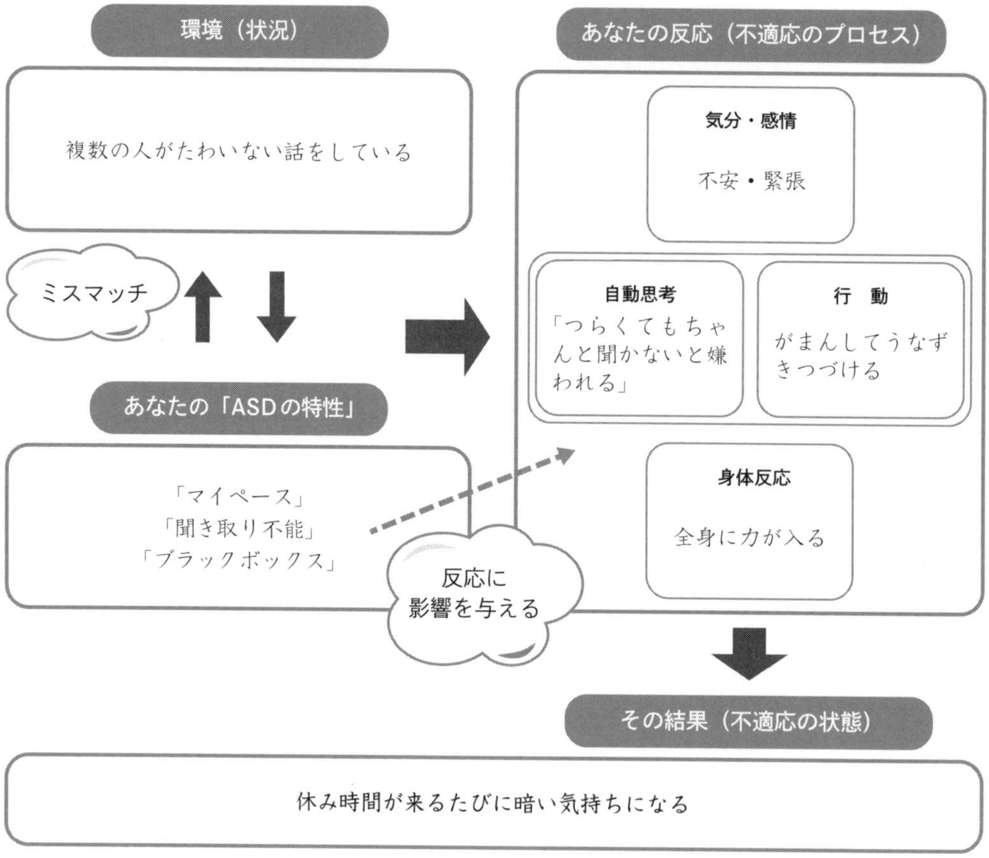

図❶　猫田さんの「ASDの特性」からくる不適応の体験——パターン①

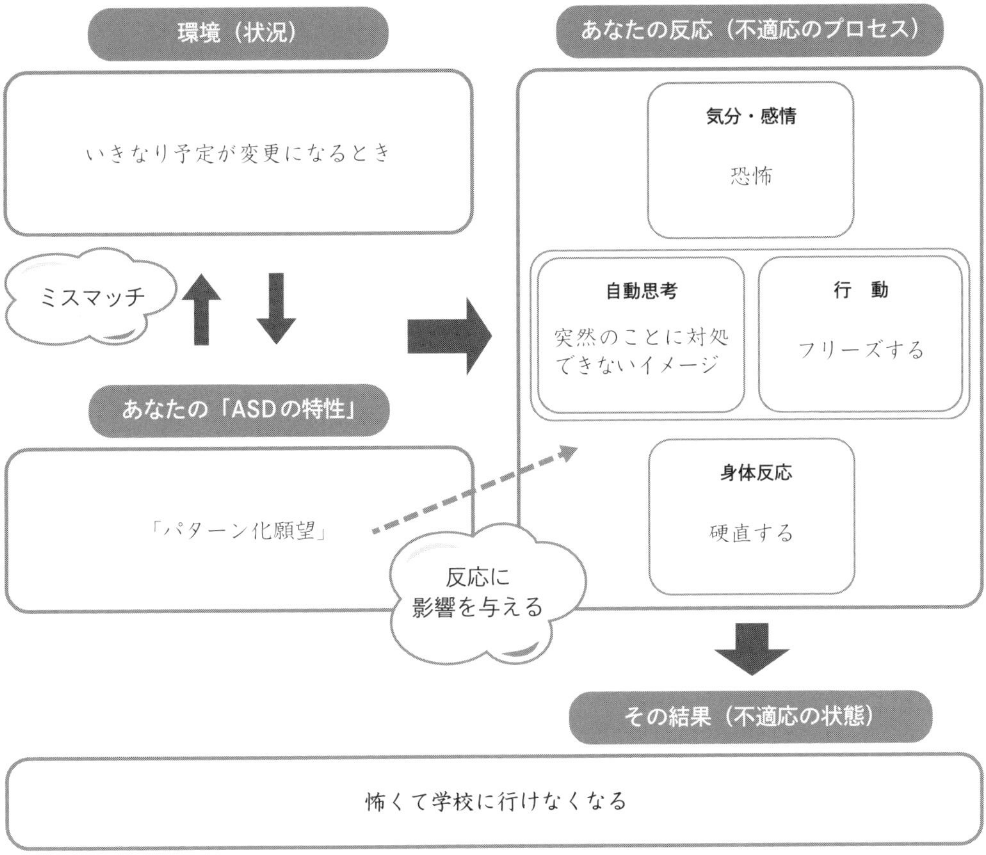

図❷　猫田さんの「ASDの特性」からくる不適応の体験――パターン②

こんなふうに書き出してみると，猫田さんは，「この2つのパターンは，毎日のように自分にはあるな」と思いました。そして，「学校生活は，人がひっきりなしに雑談して，変化が多くて，私の特性とは合わないことがたくさんある。周りには気づかれにくいだろうけど，私は結構，学校で苦労しているんだなあ」と，しみじみ思いました。

●あなたの「ASDの特性」からくる不適応のパターンをまとめましょう。

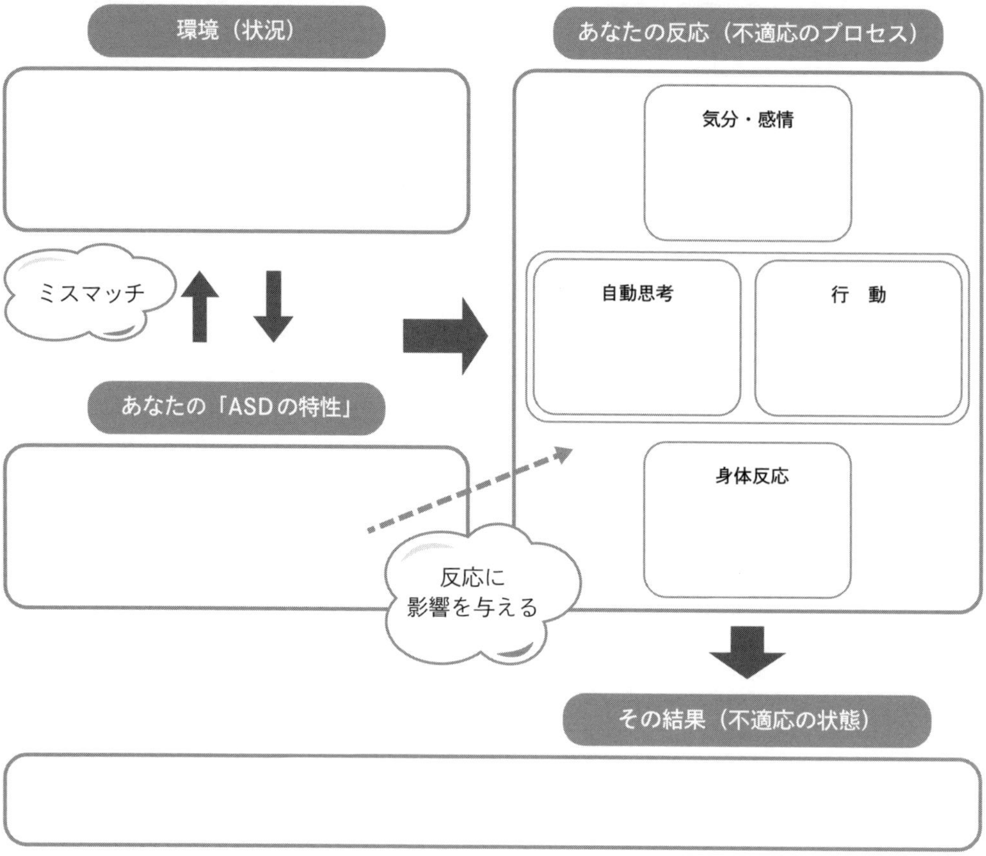

●書き出してみた感想も書きましょう。

自分の感想

家族の感想

ホームワーク

今日まとめたパターンを実際に体験するかを確認しましょう

今回まとめた自分の不適応のパターンが実際の生活で起こるか，観察しましょう。もし起こったら，家族に報告しましょう。

感想を書きましょう

あなたの感想

家族の感想

年　月　日

第5回

あなたの「ASDの特性」からくる不適応を減らす計画を立てよう

今日のACATで行うこと

- □ 1週間の様子を教えてください ……… 分
- □ 前回のホームワークの確認をします ……… 分
- □【ワーク】あなたの「ASDの特性」と関連する不適応の体験に対処する計画を立て，実行しましょう ……… 分
- □ ホームワークの設定をします ……… 分
- □ 今日のACATの感想を言います ……… 分

1週間の様子を教えてください

●からだの調子

よい　100点　←→　わるい　0点

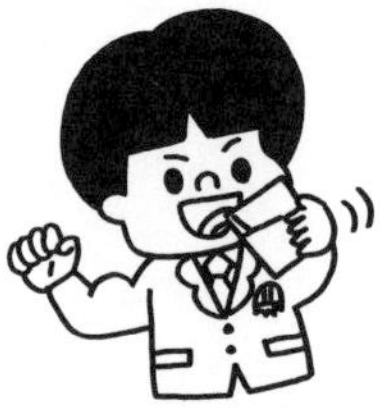

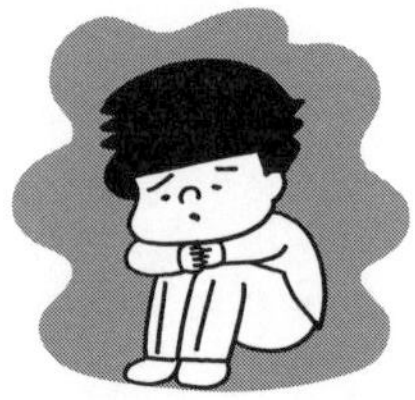

当てはまるものに○をつけましょう

元気いっぱい　　つかれた　　だるい　　すっきりしている

おなかが痛い　　寒気がする　　その他（　　　　　　　　　　）

●こころの調子

よい　100点　←→　わるい　0点

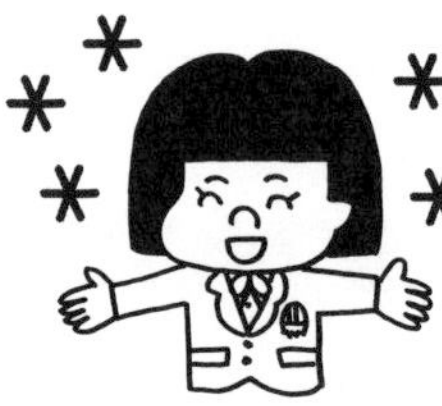

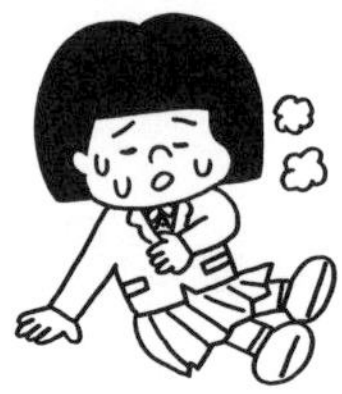

当てはまるものに○をつけましょう

元気いっぱい　　たのしい　　うれしい　　不安だ　　こわい　　イライラする

傷つく　　さみしい　　すがすがしい　　その他（　　　　　　　　　　）

●何が原因で，気分や体の変化がありましたか？

前回のホームワークの確認をします

前回のホームワークは,「今日まとめたパターンを実際に体験するかを確認しましょう」というものでした。ホームワークはやってみましたか。できた人は，ここで一緒に見てみましょう。できなかった人は，できなかった理由を共有しましょう。そして，ここでセラピストと一緒に書き出していきましょう。

ワーク

あなたの「ASDの特性」と関連する不適応の体験に対処する計画を立て，実行しましょう

あなたは，これまでのACATで，次のようなことを学んできました。

- **自分の不適応の体験には，あなたの「ASDの特性」が関連している**
- **適応を上げるためには，自分でできる工夫や，周りの人からの配慮が必要である**

今回は，どのような工夫や配慮があるとよいかを考えていきます。そのために，これから計画する「自分でできる工夫」と「周りの人からの配慮」について，おさらいをしましょう。

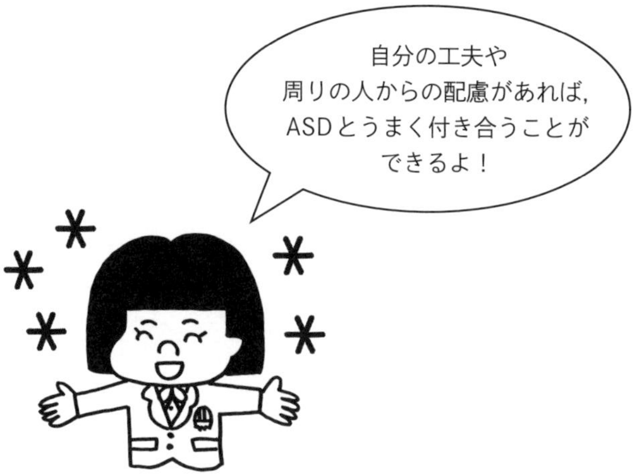
自分の工夫や周りの人からの配慮があれば，ASDとうまく付き合うことができるよ！

●「自分でできる工夫」とは……

- 「ASDの特性」からくる不適応を，**「どのように考えて」「どのように行動すれば」**，その不適応を減らせるか，計画を立てることをいいます。
- 自分の苦手なことには，自分を保護してあげるアイデアを出すようにします。
- そのアイデアに沿って，自分のふるまいを意図的に変化させてみます。

●「周りの人からの配慮」とは……

- 周りの人からの配慮というのは，正確には，「合理的配慮（ごうりてきはいりょ）」といいます。合理的配慮とは，障害のある人が，障害のない人となるべく同じ環境で暮らせるように，周りから，あるべき配慮がなされることをいいます。たとえば，光が眩しいという「ASDの特性」があって，校庭での体育の授業に出るのが苦痛という人がいたとします。この場合は，校庭での授業のときは，サングラスをかけさせてもらうという配慮を学校の先生にお願いし，そのようにしてもらうことが合理的配慮です。
- あなたは，周囲の人からそのような合理的配慮を得てもいいのだということを知り，それを周囲の人に頼むことができます。

猫田さんの「『ASDの特性』と関連する不適応」の認知行動モデルを再び，例に挙げます。この不適応の図❶に，どのような工夫や配慮があればよいか，考えてみましょう。

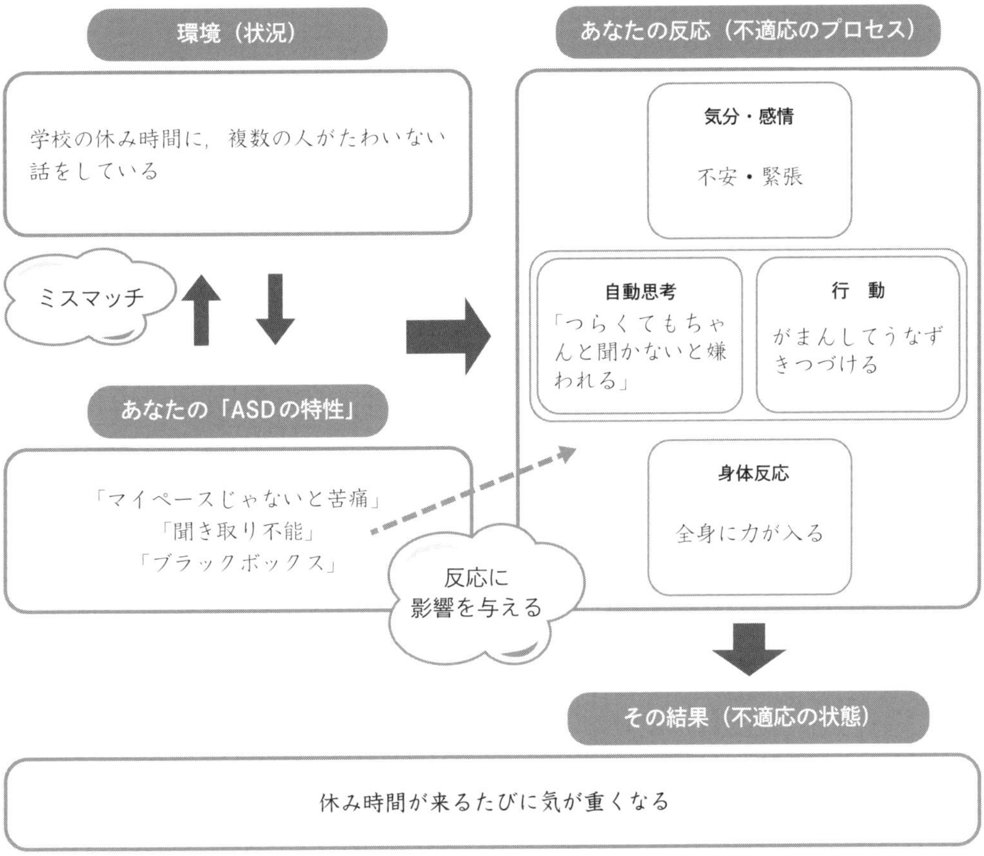

図❶　猫田さんの「ASDの特性」からくる不適応の体験――パターン①

猫田さんの不適応の体験をよく見てみましょう。猫田さんには「マイペースじゃないと苦痛」「聞き取り不能」という「ASDの特性」があるので，そもそも，たわいない話をすることが苦手です。では，なぜその雑談に参加しているのでしょう。それは，他者の気持ちを推測できない「ブラックボックス」があるからです。「ブラックボックス」があるせいで，猫田さんは，他者の気持ちがはっきりわからないとき，「過度にネガティブに読んでしまう」癖がありました。だから，「みんなと一緒に，雑談に加わらないと嫌われる」と，特に根拠もなく，感じてしまいます。この，「嫌われる」という自動思考が，「がまんして話を聞きつづける」という行動を生んでいるようです。

猫田さんは，お母さん，担当のセラピストの人と3人で，この不適応の体験について，どんな「自分の工夫」や「周りの人からの配慮」ができるか，話し合いながら考え，次のような計画を考えました。

周りの人からの配慮

- お母さんから学校の先生に，私の「マイペース」「ブラックボックス」という「ASDの特性」を話してもらい，時々，昼休みに，トイレや図書室に行かせてもらうことを頼んでおいてもらう

自分でできる工夫

考えの工夫

- 「私はマイペースなので，雑談のような苦行には毎回参加しなくていいんじゃないかな」と考える
- 「どのぐらいマイペースに行動すると『嫌われる』のか，さっぱりわからないので，ちょっとずつ実験して確認していこう」と考える

行動の工夫

- 休み時間なら，2回に1回はトイレに逃げ，トイレの個室でぼうっとする
- 放課後なら，月曜日は週の始まりで一番疲れる日なので，家事をすることにして，さっさと帰宅する

このように「自分でできる工夫」と，「周りの人からの配慮」を書き出してみると，たしかに，このような工夫や配慮があると自分が楽になるかもしれない，と思いました。では，どのように楽になるのでしょうか。猫田さんたちは，それをシミュレーションして，書き出してみました。不適応のパターンの違いごとにまとめたのが，図❷，❸になります。

周りの人からの配慮

- お母さんから学校の先生に，私の「マイペース」「ブラックボックス」という「ASDの特性」を話してもらい，時々，昼休みに，トイレや図書室に行かせてもらうことを頼んでおいてもらう

自分でできる工夫

考えの工夫

- 「私はマイペースなので，雑談のような苦行には毎回参加しなくていいんじゃないかな」と考える
- 「どのぐらいマイペースに行動すると『嫌われる』のか，さっぱりわからないので，ちょっとずつ実験して確認していこう」と考える

行動の工夫

- 休み時間なら，2回に1回はトイレに逃げ，トイレの個室でぼうっとする
- 放課後なら，月曜日は週の始まりで一番疲れる日なので，家事をすることにして，さっさと帰宅する

工夫や配慮があると……

環境（状況）

学校の休み時間に，複数の人がたわいない話をしている

あなたの「ASDの特性」

「マイペースじゃないと苦痛」
「聞き取り不能」
「ブラックボックス」

あなたの反応（適応のプロセス）

気分・感情
落ち着いている

自動思考
「雑談は苦手なので2回に1回の参加にしよう」

行　動
「図書館に，本を返してくるね」と言って，図書館に行く

身体反応
リラックスしている

その結果（適応の状態）

雑談する回数が減ったので，昼休みが来てもあまり暗い気持ちにならなくてすむ
「次は雑談をサボろう」と考えながら，雑談で聞き役になれる

図❷　猫田さんの適応プロセス①および工夫と配慮

周りの人からの配慮

- お母さんから学校の先生に，猫田さんの「見通しの立たない状況になると，自分で見通しが立てられずパニックになる」という「ASDの特性」を説明してもらう
- 学校の先生に，「変更をいきなり知らせる」のではなく，もうわかっていることであれば，できたら前の日に，黒板に書いておいてもらうようにする

自分でできる工夫

（考え）「変化が苦手なだけで，本当に怖いことは起こっていない」と考える

（行動）「変化が苦手なだけで，本当に怖いことは起こっていない」と書いたメモ用紙を読む

工夫や配慮があると……

環境（状況）

前日に先生が明日の時間割の変更を黒板に書き出してくれる

あなたの「ASDの特性」

「パターン化願望」

あなたの反応（適応のプロセス）

気分・感情
安心

自動思考
明日のイメージがはっきりする

行　動
リラックスして登校できる

身体反応
リラックス

その結果（適応の状態）

予想：あまり不安にならないで学校に毎日通うことができる

図❸　猫田さんの適応プロセス②および工夫と配慮

猫田さんはこのように，自分の工夫や周りの人からの配慮を書き出してみると，「『ASDの特性』があっても，工夫や配慮があれば，日常生活がだいぶ暮らしやすくなるのかもしれない」と思いました。

●それでは，あなたのリストも作成してみましょう！

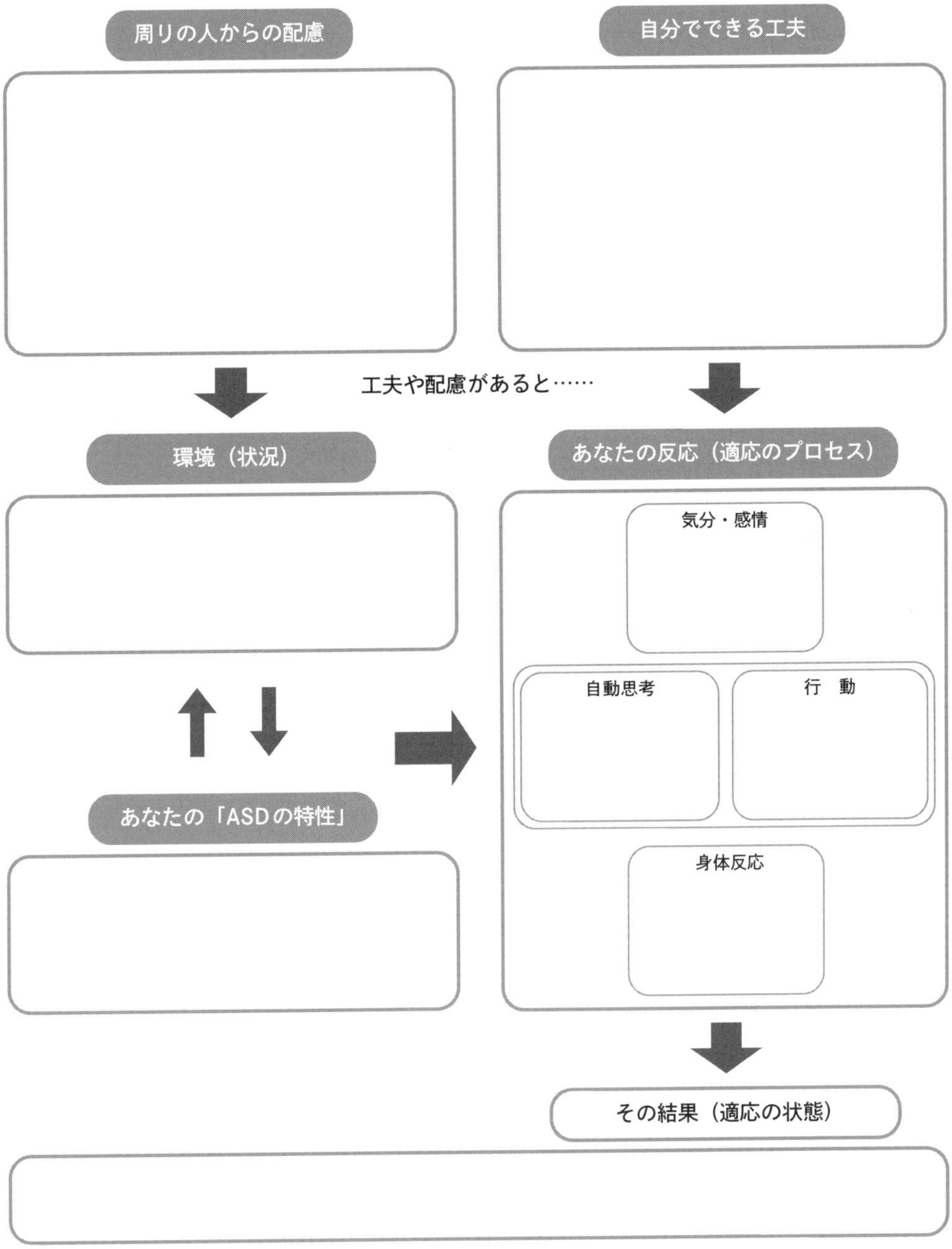

●書き出してみた感想も書きましょう。

簡単にできそうな工夫や配慮はありますか？

ホームワーク

困ったことを減らすための対処計画をひとつからふたつ実行してみましょう

今日作った「困ったことを減らすための対処計画」の見直しをして，できるところを**ひとつだけ**，やってみましょう。また，家族から先に，ひとつだけ実行してみましょう。

家族の次に，自分もひとつだけ実行しましょう。

どれをやってみるか，決めておきましょう。

家族の「配慮」で，次回のACATまでにできそうなことをひとつ書きましょう	できましたか？ どちらかに ○をつけましょう	できた場合： 結果はどうでしたか？ できなかった場合： どのようにできなかったのですか？
	月　　日 できた できなかった	

あなたの「工夫」で，次回のACATまでにできそうなことを書きましょう	できましたか？ どちらかに ○をつけましょう	できた場合： 結果はどうでしたか？ できなかった場合： どのようにできなかったのですか？
	月　　日 できた できなかった	

感想を書きましょう

あなたの感想

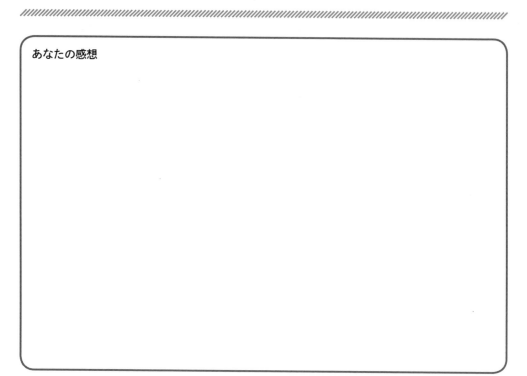

家族の感想

年　月　日

第6回

あなたの「ASDの特性」との付き合い方をおさらいしよう

今日のACATで行うこと

- □ 1週間の様子を教えてください …… [　] 分
- □ 前回のホームワークの確認をします …… [　] 分
- □【ワーク①】あなたの「ASDの特性」と関連する不適応の体験に対処する計画を立て，実行しましょう …… [　] 分
- □【ワーク②】ACATで扱った「ASDの特性」と工夫・配慮をまとめましょう …… [　] 分
- □ ホームワークの設定をします …… [　] 分
- □ 今日のACATの感想を言います …… [　] 分

1週間の様子を教えてください

●からだの調子

よい
100点

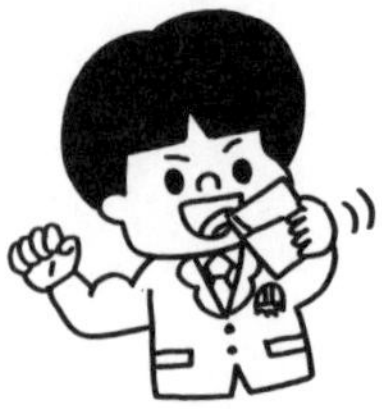

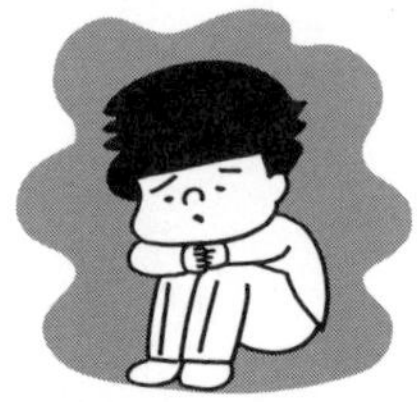

わるい
0点

当てはまるものに○をつけましょう

元気いっぱい　つかれた　だるい　すっきりしている

おなかが痛い　寒気がする　その他（　　　　　　　　）

●こころの調子

よい
100点

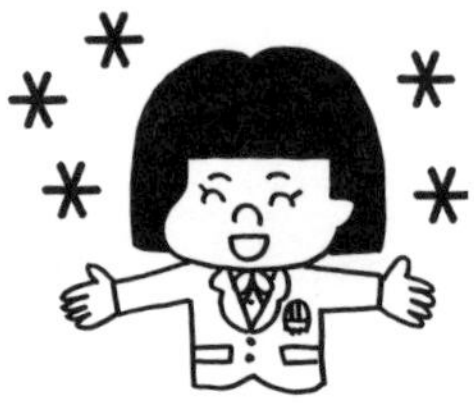

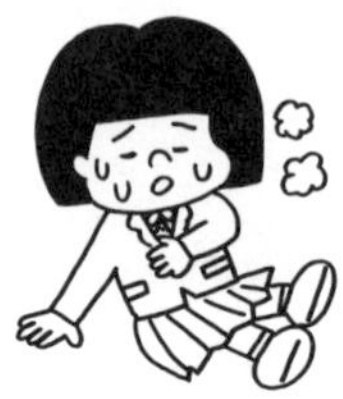

わるい
0点

当てはまるものに○をつけましょう

元気いっぱい　たのしい　うれしい　不安だ　こわい　イライラする

傷つく　さみしい　すがすがしい　その他（　　　　　　　　）

●何が原因で，気分や体の変化がありましたか？

前回のホームワークの確認をします

前回のホームワークは，「困ったことを減らすための対処計画をひとつからふたつ実行してみましょう」というものでした。

家族，そして，あなたが，実行できたことはあったでしょうか？　もし実行できていたら，報告してください。

もし実行できていなかったら，どうしてできなかったのか，教えてください。なぜなら，その原因には計画が非現実的であったかもしれないからです。その後，どのような計画ならできそうか，セラピストと考えましょう。

ワーク①

あなたの「ASDの特性」と関連する不適応の体験に対処する計画を立て，実行しましょう

前回，あなたと家族は，あなたの「ASDの特性」と関連する不適応に対して，「自分でできる工夫」と「周りの人からの配慮」を考え，それらを実践してみたと思います。計画したことが，実際に実践しようとしてみても，うまくいかなかったかもしれません。その場合，同じ体験に対して，もう1回，より実効可能な計画を立て直してみましょう。前回の計画がうまくいき，結果としてあなたの適応が上がったと思われる場合，また違うあなたの不適応なパターンを書き出して，新たに工夫と配慮の計画を考えてみましょう。

周りの人からの配慮

自分でできる工夫

工夫や配慮があると……

環境（状況）

あなたの反応（適応のプロセス）

気分・感情

自動思考

行　動

身体反応

あなたの「ASDの特性」

その結果（適応の状態）

●書き出してみた感想も書きましょう。

さらにできそうな工夫や配慮はありますか？

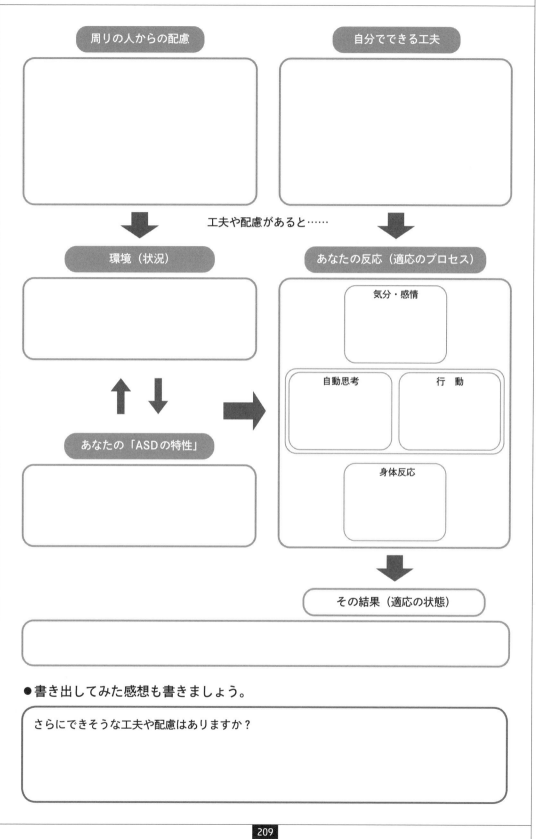

ワーク②

ACATで扱った「ASDの特性」と工夫・配慮をまとめましょう

これまで，家族，あなた，担当のセラピストは，ACATを通して「ASDの特性」を理解し，「ASDの特性」からくる不適応に対して，「あなたの工夫」と「周りの人からの配慮」を考え，実行してきました。ACATでの取り組みの流れを，確認しましょう。

①あなたの「ASDの特性」をよく理解しました
②あなたの「ASDの特性」の「強み」と「弱み」を理解しました
③あなたの「ASDの特性」に「名前」をつけました
④あなたの「ASDの特性」からくる不適応を認知行動モデルを使って理解しました
⑤あなたの「ASDの特性」からくる不適応に対して工夫や配慮を考えました
⑥不適応に対する工夫や配慮を実行しました

ここまで終えたあなたは，どのように変わったでしょう。⑥まで行うことで，あなたは「ASDの特性」をもちながら，少し暮らしやすくなったかもしれません。前にも述べたように，「ASDの特性」は変わりません。しかし，その特性からくる不適応は，より適応するように変化させることができます。このような工夫と配慮を続けることで，「ASDの特性」の「弱み」を保護し，「強み」をより生かしやすくなり，より幸せに生活することができるでしょう。

①あなたの適応と関連している「ASDの特性」を書き出しましょう。

例 正直なので，みんなから信用される

1. ＿＿＿＿＿＿＿＿＿＿

2. ＿＿＿＿＿＿＿＿＿＿

3. ＿＿＿＿＿＿＿＿＿＿

②あなたの不適応と関連している「ASDの特性」を書き出しましょう。また，その特性に対し，どのような工夫や配慮があるかを書き出しましょう。

例 コミュニケーションが苦手なので，人と一緒にいると緊張する

1. ＿＿＿＿＿＿＿＿＿＿

2. ＿＿＿＿＿＿＿＿＿＿

3. ＿＿＿＿＿＿＿＿＿＿

1.の工夫	2.の工夫	3.の工夫
1.の配慮	2.の配慮	3.の配慮

ホームワーク

困ったことを減らすための対処計画をひとつからふたつ実行してみましょう

今日作った「困ったことを減らすための対処計画」の見直しをして，できるところをひとつだけ，やってみましょう。また，家族から先に，ひとつだけ実行してみましょう。

家族の次に，自分もひとつだけ実行しましょう。

どれをやってみるか，決めておきましょう。

家族の「配慮」で，次回のACATまでにできそうなことをひとつ書きましょう	できましたか？ どちらかに ○をつけましょう	できた場合： 結果はどうでしたか？ できなかった場合： どのようにできなかったのですか？
	月　　日 できた できなかった	

あなたの「工夫」で，次回のACATまでにできそうなことを書きましょう	できましたか？ どちらかに ○をつけましょう	できた場合： 結果はどうでしたか？ できなかった場合： どのようにできなかったのですか？
	月　　日 できた できなかった	

感想を書きましょう

あなたの感想

家族の感想

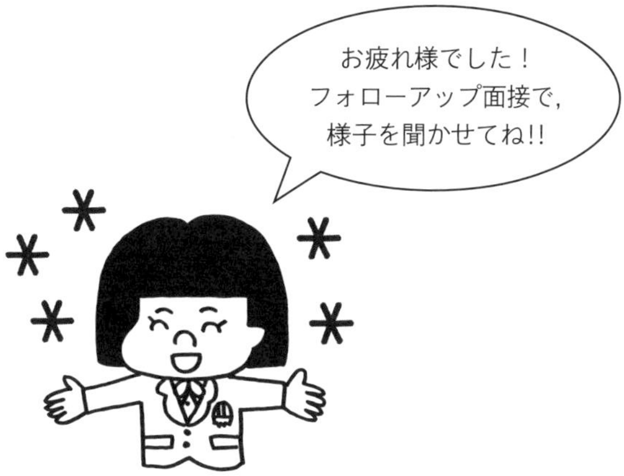
お疲れ様でした！
フォローアップ面接で，
様子を聞かせてね!!

付　録

【付録①】ACATの認知行動モデル：工夫と配慮なし・不適応の場合

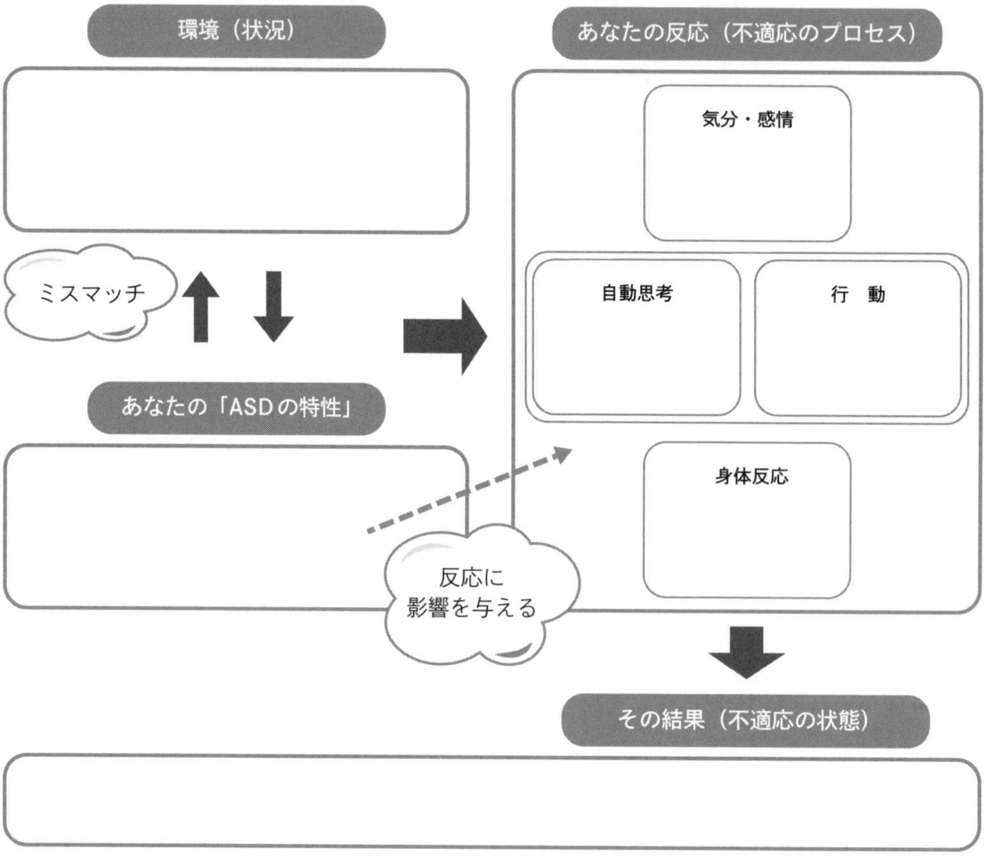

【付録②】ACATの認知行動モデル：工夫と配慮あり・適応の場合

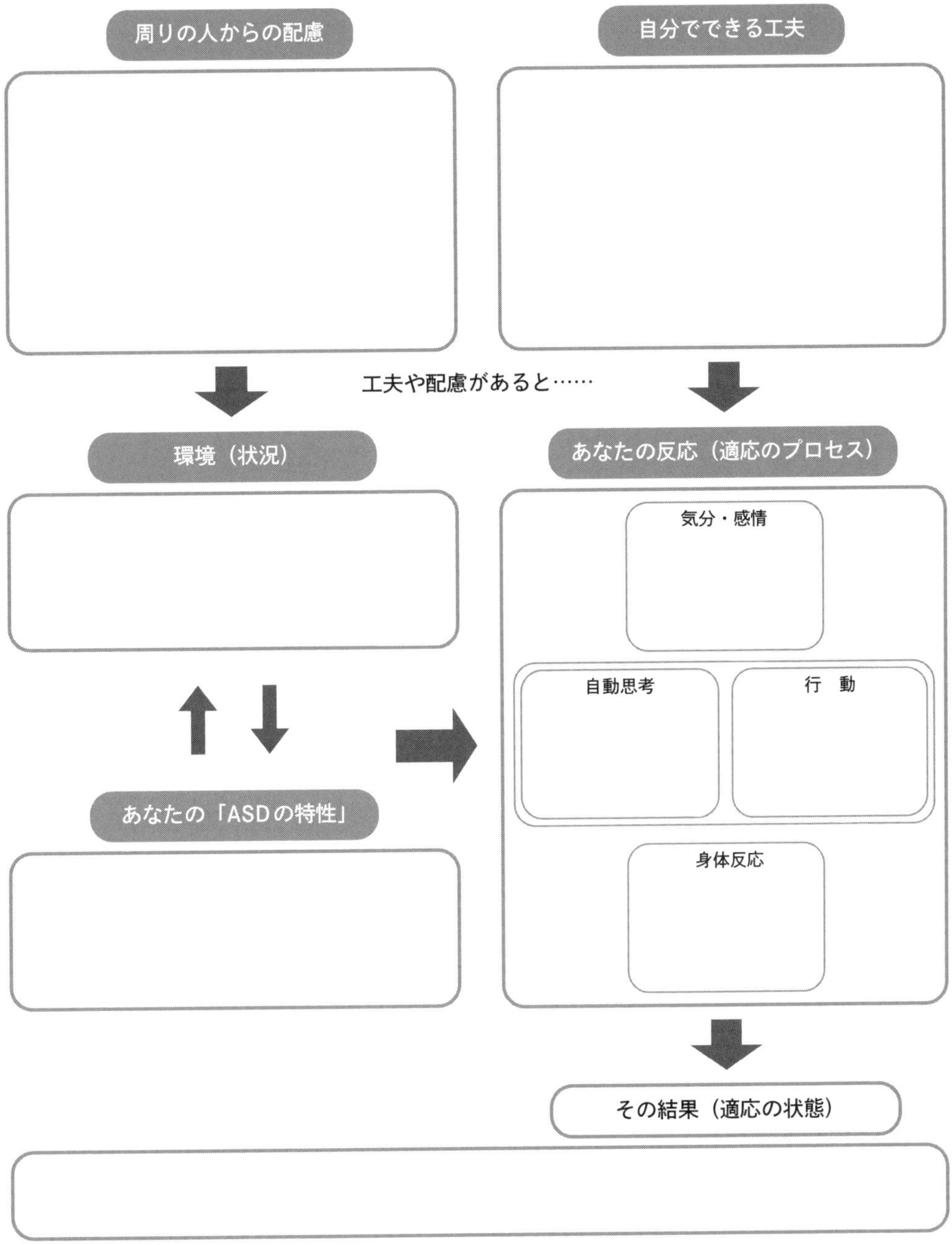

あとがき

ASDの方々の診療を担当して20年近くになります。典型的な方から，一見するとASDとはわかりにくい方々までいっぱい担当させていただきました。

患者さんのお役に立てたこともあるし，そうでないこともあったのかなと思っています。診断や介入は，ある程度標準的な作法があるので，それほど大きく間違えることはないのかなと思います。無力感を覚えていたのは，診断を伝えて，介入の選択肢を提案して，本人・ご家族と相談するプロセスです。

ASDの診断を聞いた患者さんは時に，とてもとても落ち込みますし，親御さんが激怒するパターンもありました。自閉症とかASDとか言われるのは嫌なのだろうなと，そんな時にはあらためて思いました。自分たち，専門家はある程度対処法も知っているし，別に誰が悪いってわけでもないことも知っているから，「診断を受容できないって，何ごとだ？」となりますけど，受け入れられないですよね。ASDのことを十分に知らなかったら。

自分が日和って診断の告知を先送りしたパターンはもっと悔やまれます。何が起きるかというと，本来得られた社会学習の機会も，合理的配慮を提供される機会も失うことになります。もちろん，本人がASDだと知っていて機会を利用しないなら，そしてそれをご家族も許容するなら，それは自由なので悔いはありません。選択は尊重されます。問題は，機会の選択にあたって，判断に必要な超重要な情報が本人に伝わっていないことです。

いくら診断ができても，介入ができても，患者さんに利益がないと無駄ですよね。ずっと長い間モヤモヤしてきて，ASDの総説を書くときも，「告知と心理教育は重要だが，標準的な方法はなく議論が必要」とお茶をにごしていました。だから，ACATの話を始めて聞いた時は，小さな光が見えたように思えました。ACATを使えば，モヤモヤ知らずに違いない！

ACATは，すごく当たり前になってほしいなと思っています。今の方法がベストかどうかわからないのですが，土台があれば研究と改良を加えて，もっと良くなると思います。ACATが普及して，批判を受けてでも，それでも少なくとも心理教育に真正面から挑むということが必要だって，考える機会になれば嬉しいです。

この本を読んだ皆様の努力が，様々な形で患者さんの役に立つことを，とにもかくにも祈っています。

桑原 斉

著者略歴

大島郁葉

（おおしま・ふみよ）

臨床心理士，公認心理師，医学博士。千葉大学子どものこころの発達教育研究センター講師。

主著『事例でわかる思春期・おとなの自閉スペクトラム症――当事者・家族の自己理解ガイド』（編著，金剛出版，2019）ほか。

桑原 斉

（くわばら・ひとし）

医師，精神保健指定医。医学博士。浜松医科大学医学部精神医学講座准教授。

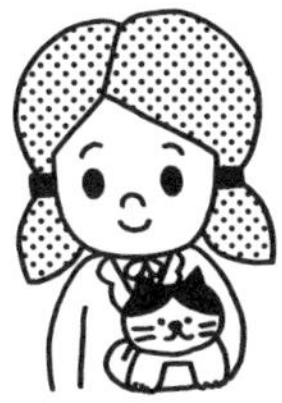

ASDに気(き)づいてケアするCBT
ACAT実践(じっせん)ガイド

2020年10月10日　初刷
2023年12月10日　三刷

著者
大島郁葉
桑原 斉

発行者
立石正信

発行所
株式会社 金剛出版
〒112-0005 東京都文京区水道1-5-16　電話 03-3815-6661
振替 00120-6-34848

装丁
山崎早苗（株式会社FUMUF）

帯・本文イラスト
カズモトトモミ

組版
石倉康次

印刷・製本
三協美術印刷

ISBN978-4-7724-1781-5 C3011　